essentials

Essentials liefern aktuelles Wissen in konzentrierter Form. Die Essenz dessen, worauf es als „State-of-the-Art" in der gegenwärtigen Fachdiskussion oder in der Praxis ankommt. *Essentials* informieren schnell, unkompliziert und verständlich

- als Einführung in ein aktuelles Thema aus Ihrem Fachgebiet
- als Einstieg in ein für Sie noch unbekanntes Themenfeld
- als Einblick, um zum Thema mitreden zu können

Die Bücher in elektronischer und gedruckter Form bringen das Fachwissen von Springerautor*innen kompakt zur Darstellung. Sie sind besonders für die Nutzung als eBook auf Tablet-PCs, eBook-Readern und Smartphones geeignet. *Essentials* sind Wissensbausteine aus den Wirtschafts-, Sozial- und Geisteswissenschaften, aus Technik und Naturwissenschaften sowie aus Medizin, Psychologie und Gesundheitsberufen. Von renommierten Autor*innen aller Springer-Verlagsmarken.

Caroline Rometsch · Julia Bongard ·
Ariane Wetzel

Perspektive Psychosomatik

Facharztweiterbildung:
Psychosomatische Medizin und
Psychotherapie

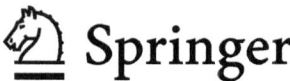 Springer

Caroline Rometsch
Psychosomatische Medizin und
Psychotherapie, Universitätsklinikum
Tübingen, Tübingen, Deutschland

Julia Bongard
Facharztpraxis für Psychosomatische
Medizin und Psychotherapie Dr.med. N.
Hartkamp M. Sc.
Solingen, Nordrhein-Westfalen
Deutschland

Ariane Wetzel
Psychosomatik, MEDIAN Klinik
Berggießhübel
Berggießhübel, Sachsen, Deutschland

ISSN 2197-6708　　　　　　ISSN 2197-6716　(electronic)
essentials
ISBN 978-3-662-72386-9　　　ISBN 978-3-662-72387-6　(eBook)
https://doi.org/10.1007/978-3-662-72387-6

Die Deutsche Nationalbibliothek verzeichnet diese Publikation in der Deutschen Nationalbibliografie; detaillierte bibliografische Daten sind im Internet über https://portal.dnb.de abrufbar.

© Der/die Herausgeber bzw. der/die Autor(en), exklusiv lizenziert an Springer-Verlag GmbH, DE, ein Teil von Springer Nature 2025

Das Werk einschließlich aller seiner Teile ist urheberrechtlich geschützt. Jede Verwertung, die nicht ausdrücklich vom Urheberrechtsgesetz zugelassen ist, bedarf der vorherigen Zustimmung des Verlags. Das gilt insbesondere für Vervielfältigungen, Bearbeitungen, Übersetzungen, Mikroverfilmungen und die Einspeicherung und Verarbeitung in elektronischen Systemen.
Die Wiedergabe von allgemein beschreibenden Bezeichnungen, Marken, Unternehmensnamen etc. in diesem Werk bedeutet nicht, dass diese frei durch jede Person benutzt werden dürfen. Die Berechtigung zur Benutzung unterliegt, auch ohne gesonderten Hinweis hierzu, den Regeln des Markenrechts. Die Rechte des/der jeweiligen Zeicheninhaber*in sind zu beachten.
Der Verlag, die Autor*innen und die Herausgeber*innen gehen davon aus, dass die Angaben und Informationen in diesem Werk zum Zeitpunkt der Veröffentlichung vollständig und korrekt sind. Weder der Verlag noch die Autor*innen oder die Herausgeber*innen übernehmen, ausdrücklich oder implizit, Gewähr für den Inhalt des Werkes, etwaige Fehler oder Äußerungen. Der Verlag bleibt im Hinblick auf geografische Zuordnungen und Gebietsbezeichnungen in veröffentlichten Karten und Institutionsadressen neutral.

Planung/Lektorat: Monika Radecki
Springer ist ein Imprint der eingetragenen Gesellschaft Springer-Verlag GmbH, DE und ist ein Teil von Springer Nature.
Die Anschrift der Gesellschaft ist: Heidelberger Platz 3, 14197 Berlin, Germany

Wenn Sie dieses Produkt entsorgen, geben Sie das Papier bitte zum Recycling.

Was Sie in diesem *essential* finden können

- Informationen zur Weiterbildung in dem Fachgebiet Psychosomatische Medizin und Psychotherapie
- Eine Beschreibung des Fachgebiets der Psychosomatischen Medizin und Psychotherapie
- Einen Überblick über mögliche Arbeitsfelder
- Einen Einblick in die Entscheidung für die Facharztausbildung der drei Autorinnen
- Eine Darstellung zur Arbeit in der Perspektive Psychosomatik

Geleitworte

Psychosomatik – eine ärztliche Grundhaltung und gelebter Ausdruck von Beziehungsmedizin, Psychosomatische Medizin und Psychotherapie, ein Approbationsfach und eine Gebietsbezeichnung neben 32 weiteren Gebiets-, also Facharztbezeichnungen in der Musterweiterbildungsordnung. Es ist ein Fach, das begeistert und Leidenschaft weckt mit interessanten Patient:innenbegegnungen und einem abwechslungsreichen, breiten Behandlungsspektrum. Psychosomatisch zu diagnostizieren und zu behandeln heißt, die ausschließlich somatische Perspektive zu verlassen und psychosoziale Faktoren auf die Entstehung und Aufrechterhaltung von Krankheiten und die psychosozialen Folgen zu berücksichtigen. Eine spannende Perspektive, denn man taucht in die Anamnese gemeinsam mit den Patient:innen ein, in die Biographie, die aktuelle Lebenssituation, identifiziert persönlichkeitsspezifische und Verhaltensfaktoren, erklärt den Patient:innen die Zusammenhänge des Zusammenwirkens somatischer, sozialer und seelischer Faktoren und behandelt mit psychotherapeutischem Schwerpunkt.

Psychosomatische Medizin und Psychotherapie erfordert eine somatische Grund- und eine psychotherapeutische Spezialkompetenz. Wie aber wird man Psychosomatiker:in? Wie sieht die Facharztweiterbildung aus, welchen Herausforderungen muss man sich stellen? Welchen Benefit hat man im gesamten Fächerkanon, den die moderne Medizin bietet? Dies erfahren Sie im vorliegenden Buch, in welchem drei Ärztinnen in Weiterbildung ihre Motivation, Hintergründe, Beweggründe für das Fach Psychosomatische Medizin und Psychotherapie, ihren Weg in das Fach und ihre Erfahrungen in der Facharztweiterbildung vorstellen. Sie erhalten Einblick in verschiedene Arbeitsfelder in der Psychosomatischen Medizin und Psychotherapie: in der Klinik, Niederlassung, Rehabilitation, Konsil- und Liaisondienst, Forschung und Lehre. Was genau beinhaltet ärztliche Tätigkeit in diesen verschiedenen Bereichen, was sind Aufgaben,

Möglichkeiten und Chancen? Welche Inhalte und Potentiale prägen die Forschungsfelder in diesem Fachgebiet, wie findet man den Weg in die Psychosomatische Forschung und entscheidet sich zwischen den vielen spannenden und immer wieder innovativen Themenfeldern?

Die Autorinnen berichten von ihren Wegen und Erfahrungen, vom geweckten Interesse am Fachgebiet über das Anfertigen einer Promotion, Teilnahme an wissenschaftlichen Qualifikationsprogrammen bis hin zur Habilitation mit den vielfältigen Chancen der nationalen und internationalen Vernetzung und Teilnahmeoptionen an zahlreichen nationalen und internationalen Kongressen. Sie stellen ihre individuellen Wege in und durch die Facharztweiterbildung dar, die unterschiedlicher und damit individueller nicht sein können. Die Autorinnen erläutern wesentliche Inhalte der Facharztweiterbildung wie Theorieausbildung, Selbsterfahrung, Balintgruppenarbeit und erläutern die drei wissenschaftlich anerkannten Therapieverfahren Verhaltenstherapie, Psychodynamische Psychotherapie und Systemische Therapie in ihrer Unterschiedlichkeit kurz und bündig. Letztendlich gilt es, sich während der Facharztweiterbildung für eines dieser Verfahren zu entscheiden. FAQ's wurden über die vergangenen Jahre in der Perspektive Psychosomatik gesammelt und werden kompakt und übersichtlich beantwortet.

Apropos Perspektive Psychosomatik – was ist das? Eine Organisation der sogenannten jungen Generation, aber auch von Berufseinsteiger:innen aus anderen Fachgebieten, die ihre Erfahrungen durch die Facharztweiterbildung sammeln und mit anderen teilen, aber auch berufs- und fachpolitisch engagiert sind.

Die Autorinnen beschreiben die Vielfältigkeit und die unterschiedlichen Ausbildungskontexte (Station, Ambulanz, Niederlassung, Konsil- und Liaisondienst, Rehabilitation) für Psychosomatische Medizin sehr anschaulich und berichten über ihre Schwerpunktsetzungen. Sie heben nach ihren Erfahrungen in der Facharztweiterbildung insbesondere den kollegialen Zusammenhalt in unserem Fach, aber auch die Bedeutung von positiven Rollenmodellen, Mentorinnen und Mentoren hervor und wertschätzen die prägende Bedeutung der Perspektive Psychosomatik innerhalb der Fachgesellschaft Deutsche Gesellschaft für Psychosomatische Medizin und Ärztliche Psychotherapie (DGPM e. V.). Der Zusammenhalt und die Freude an der Arbeit angesichts vieler individueller Patient:innengeschichten ohne Gefahr des automatisierten Handelns wird deutlich. Auch die zahlreichen Möglichkeiten, sich fach- und berufspolitisch in der Fachgesellschaft zu engagieren, wirkt einer lähmenden Arbeitsroutine entgegen. Dieses berufspolitische Engagement der Perspektive Psychosomatik innerhalb der DGPM reicht von Informationen zu Weiterbildungen, Therapieverfahren über Informationen zu Forschungspotenzialen und wissenschaftlichen Karriereschritten bis zur Teilnahme an der jährlichen Kongressorganisation des Deutschen

Psychosomatik-Kongresses mit zahlreichen Angeboten für die junge Generation einschließlich Stipendienvergaben, beinhaltet aber auch Netzwerkarbeit und Herbsttreffen, soziale Medien, Kooperation im Bundesvorstand und Landesverbandsvorständen.

Wir können die Autorinnen nur zu diesem motivierenden, inhaltlich reichen aber auch ehrlichen Buch beglückwünschen und Sie, liebe Leserinnen und Leser, liebe Studierenden, ermutigen, sich an die Perspektive Psychosomatik der DGPM zu wenden, sollten Sie Fragen zur Facharztweiterbildung oder zum Fach haben.

Psychosomatische Medizin und Psychotherapie ist ein hochinnovatives, spannendes, abwechslungsreiches Fach der Zukunft, in welchem somatische und seelische sowie soziale Aspekte im täglichen ärztlichen Handeln selbstverständlich nebeneinander betrachtet werden und die Individualität des Patienten/der Patientin im Vordergrund steht.

Werden auch Sie Teil der Perspektive Psychosomatik und Fachärztin/Facharzt für Psychosomatische Medizin und Psychotherapie.

Prof. Dr. med. Hans Christoph Friederich, Vorsitzender der DGPM
Prof. Dr. med. Kerstin Weidner, Stellvertretende Vorsitzende der DGPM

„Medizin für Neugierige": so wurde vor einigen Jahren einmal ein Beitrag im Deutschen Ärzteblatt übertitelt, in welchem ich die Möglichkeit hatte, über meine Arbeit als Psychosomatischer Mediziner zu berichten. „Neugierig" machen will auch dieses Buch, neugierig darauf, wie die drei Verfasserinnen ihren Weg in die Psychosomatische Medizin gefunden haben und warum.

Ich freue mich, dass ich als „alter Hase", der ich nun einmal bin, mit diesem Geleitwort ein wenig zu diesem Buch beitragen darf.

Als ich zwischen Mitte der 1970'er und Anfang der 1980'er Jahre Medizin studierte, gab es das Fach Psychosomatische Medizin zwar schon im Studium, nicht aber in den Weiterbildungsordnungen und nicht als eigenständige Facharztbezeichnung. Psychosomatische Medizin war im Studium ein „Orchideenfach", das von Lehrenden unterrichtet wurde, die mir gleichermaßen interessant, wie aber auch eigentümlich und unverständlich erschienen. In der Vorlesung wurde tatsächlich vorgelesen oder in mir schwer verständlicher Terminologie über Sozialisationstheorien gesprochen, und Patienten oder Patientinnen mit psychosomatischen Störungen habe ich in dieser Phase meiner Ausbildung überhaupt keine erleben können.

In unserer Fachschaftszeitung veröffentlichte ich damals eine harsche und, aus heutiger Sicht, wahrscheinlich auch etwas ungerechte Kritik an dem Unterricht in der Psychosomatischen Medizin, denn eigentlich war ich ja „neugierig" gewesen und hatte gehofft, etwas über Krankheit und Gesundheit zu erfahren, was mir das bisherige Studium mit Biochemie, Physiologie, mit allgemeiner und spezieller Pathologie nicht hatte verständlich machen können. Ein Interesse am psychosomatischen Denken hatte ich damals schon, ohne jedoch auch nur eine einigermaßen klare Vorstellung davon zu haben, wie ich dieses Interesse würde verfolgen können. Was ich aber merkte war, wie gut es mir tat, zum Ende des Studiums und in der Zeit meines Einstiegs in den ärztlichen Beruf mit anderen Kolleginnen und Kollegen, die in der gleichen Situation waren, mich über meine Erfahrungen mit Patientinnen und Patienten und auch mit mir selbst auszutauschen und dabei begleitet zu werden von einem Fachmann, einem Balintgruppen-Leiter. Noch heute denke ich manchmal mit Dankbarkeit an Luciano Alberti zurück, den warmherzigen, freundlichen und geduldigen Psychoanalytiker, der uns als Gruppenleiter bei der Reflexion unserer ersten Schritte im ärztlichen Beruf begleitete.

Natürlich gab es keinen direkten Weg in die Psychosomatische Medizin, wie denn auch: es gab ja keinen solchen Facharzt. So tat es mir gut, erst einmal in einem somatischen Fach anzukommen, in meinem Fall war dies die Geburtshilfe und Gynäkologie. Hier konnte ich – was nicht überrascht – auch schon sehr viel beobachten und lernen über den Zusammenhang zwischen Seele und Körper, z. B., wie Angst und Erwartung Geburtsverläufe beeinflussen können, und über den Zusammenhang zwischen Körper und Seele, z. B. in den Fällen gynäkologisch-onkologischer Erkrankungen. Über eine Zeit in der psychiatrischen Klinik gelangte ich dann schließlich doch in die Psychosomatische Medizin. Auch im Rückblick möchte ich die Zeit in der psychiatrischen Klinik nicht missen. Mein seinerzeitiger Chef Friedhelm Pimpl hielt zwar überhaupt nichts von Psychotherapie, aber er war ein guter Psychopharmakologe und engagierter Sozialpsychiater. Was mich aber am meisten an ihm beeindruckte, war die ausgezeichnete Treffsicherheit seiner psychopathologischen Beschreibung des Erlebens, Verhaltens, Fühlens und Denkens der Patientinnen und Patienten. Solche Genauigkeit des Hinsehens und der Beschreibung sind mir in meiner psychosomatisch-medizinischen Tätigkeit bis heute wichtig.

Psychosomatische Medizin, wie ich sie dann als Assistenzarzt an der Universität kennen lernte, war anfänglich nichts anderes als psychoanalytisch orientierte Psychotherapie, durchgeführt von Ärzten und Psychologen, die in guter Kooperation zusammenarbeiteten. Die intensive und engagierte Zuwendung, vor allem zu schwer kranken Patientinnen und Patienten in Einzel- und Gruppenbehandlungen, die seinerzeit innovativen tagesklinischen Behandlungen und die gründliche und subtile Arbeit an Prozessen von Übertragung und Gegenübertragung in gemeinsamer Reflexion und gemeinsamem Nachdenken mit meinen Ausbildern haben mich persönlich und fachlich weiter gebracht, wofür ich noch heute meiner Chefin Annelise Heigl-Evers und meinem Oberarzt Ulrich Rosin dankbar bin. In der

Zeit meiner nachfolgenden Tätigkeit an der Uni unter dem Chef Wolfgang Tress wuchs mir mehr Verantwortung zu in einer Zeit, in der Psychosomatische Medizin sich radikal zu verändern begann.

So war es nach der deutschen Vereinigung dazu gekommen, dass es erstmals im Bereich der Psychosomatischen Medizin einen eigenständigen Facharzt gab, der allerdings damals noch „Facharzt für Psychotherapeutische Medizin" betitelt war. Es sollte dann aber noch ungefähr ein Jahrzehnt dauern, bis daraus der heutige „Facharzt für Psychosomatische Medizin und Psychotherapie" wurde.

Die deutsche Vereinigung brachte für mich als Westdeutschen auch die ersten intensiven Begegnungen mit Kolleginnen und Kollegen aus der früheren DDR mit sich. Die reiche Forschungslandschaft und Tradition der Ärztlichen Psychotherapie in der DDR droht heute in weitgehende Vergessenheit zu geraten, dies aber völlig zu Unrecht: Helga Hess, Kurt Höck, Erdmuthe Fikentscher, Michael Geyer und viele andere hatten in der DDR beispielhafte Forschung im Bereich der Ärztlichen Psychotherapie durchgeführt und ambulante und klinische Versorgungsformen etabliert, die auch aus heutiger Sicht noch Strahlkraft besitzen. Dankbar bin ich dafür, dass ich mit Jürgen Ott über längere Zeit zusammenarbeiten durfte, erleben konnte, wie er mit Übersicht, Energie und Ausgewogenheit Traditionen aus beiden Teilen Deutschlands zu integrieren vermochte.

Das frühere „Orchideenfach" war dann irgendwann, zunehmend gleichberechtigt anerkannt als ein medizinischer Fachbereich unter anderen, in der Normalität des medizinischen Fächerkanons angekommen. Auf diesem Weg hatte es viele organisatorische und inhaltliche Veränderungen gegeben – in einem Prozess, der nach meiner Einschätzung auch heute noch nicht abgeschlossen ist. Die Fachgesellschaft „Deutsche Gesellschaft für Psychosomatische Medizin" (DGPM) hatte sich gegründet und war wenig später mit der traditionsreichen „Allgemeinen Ärztlichen Gesellschaft für Psychotherapie" (AÄGP) zur heutigen „Deutschen Gesellschaft für Psychosomatische Medizin und Ärztliche Psychotherapie" fusioniert. In der neuen, großen Fachgesellschaft gab es ein Überwiegen der niedergelassenen gegenüber den klinisch tätigen Kolleginnen und Kollegen, ein Umstand, der sich in Entscheidungen der Fachgesellschaft oftmals nicht hinreichend abbildete. In der Folge gründeten sich Berufsverbände um die Interessen der Niedergelassenen wahrzunehmen, die sich bald auch wieder zerstritten – dabei spielten oftmals neben inhaltlichen Differenzen auch persönliche Reibereien eine Rolle. Ein Teil der organisatorischen Weiterentwicklung war auch die Gründung der „Perspektive Psychosomatik", aus deren Reihen das vorliegende Buch entstammt.

Wichtiger noch als die organisatorischen waren die inhaltlichen Veränderungen. Die Psychosomatische Medizin hat sich mehr und mehr zu einem Fach entwickelt, in dem somatisch-medizinische, psychotherapeutische, pharmakologische und sozialmedizinische Aspekte integrativ zusammengeführt sind. Und auch in der Psychotherapie zeichnet sich ab, dass es um die Integration von tiefenhermeneutischem, psychoanalytischem Verstehen, verhaltensbezogenen, übenden Interventionen, achtsamkeitsbasierten Methoden und suggestiven und Entspannungsverfahren geht. Ich selber habe im Laufe meines Berufslebens solche Veränderungen mit durchlaufen, sowohl in den Jahren an der Universität, als chefärztlicher Leiter einer psychosomatischen Fachabteilung eines Allgemeinkrankenhauses, wie auch in meiner gegenwärtigen niedergelassenen Tätigkeit.

Ich bin heute, auch in der Rückschau, sehr froh, Psychosomatischer Mediziner und Arzt geworden zu sein. Was ich bis heute in meinem Beruf nicht erlebt habe, waren Langeweile und Überdruss, und das alleine ist schon ein Riesengewinn. Neugierig bin ich noch immer, neugierig darauf, Menschen in ihren Schicksalen zu begegnen, neugierig darauf, ob und wie es mir gelingen kann, in der Begegnung ein kommunikatives „Pack-Ende" zu finden, welches es mir erlaubt, Patientinnen und Patienten Hoffnung zu vermitteln und gewünschte Veränderungen anzustoßen und zu ermöglichen.

Ich wünsche diesem Buch, dass es unter Medizin-Studierenden möglichst viele Leserinnen und Leser findet, die sich dazu inspirieren lassen Psychosomatische Medizin als „Medizin für Neugierige" zu entdecken, die in einzelnen Fällen vielleicht sogar Lust darauf bekommen, die Entwicklung dieses Zweigs der Medizin weiter voranzutreiben, in der Klinik, in der Praxis oder in der Forschung – vielleicht mit vielen grünen Blättern, manchen bunten Blüten und mit viel versprechenden Früchten.

In diesem Sinne: „The future is bright!"

Dr. Norbert Hartkamp, M. Sc.

Inhaltsverzeichnis

1	Einleitung		1
	1.1	How to be a Psychosomatiker:in?	1
2	Das Fachgebiet der Psychosomatische Medizin und Psychotherapie		3
3	Die Arbeitsfelder in der Psychosomatischen Medizin und Psychotherapie		5
	3.1	Die Arbeit in einer Klinik für Psychosomatische Medizin und Psychotherapie	5
	3.2	Die Arbeit in der Niederlassung	7
	3.2.1	Allgemeines und rechtliche Regelungen für das ambulante Arbeiten	7
	3.2.2	Zusätzliche Tätigkeiten und Arbeitsbereiche im Rahmen des ambulanten Arbeitens	8
	3.2.3	Unterschiede im Vergleich zu Psychologischen Psychotherapeut:innen	8
	3.2.4	Zusammenfassende Beurteilung des ambulanten Arbeitens	8
4	Die Arbeit im Konsil- und Liaisondienst		11
5	Die Arbeit in der Wissenschaft: Themenfelder für Forschungsansätze in der Psychosomatischen Medizin und Psychotherapie		13
	5.1	Erste Schritte in der Forschung	14
	5.2	Das Qualifizierungsprogramm „klinische Forschung"	15

6	**Der Weg zum Facharzt/zur Fachärztin: Die Weiterbildung im Fachgebiet der Psychosomatischen Medizin und Psychotherapie**...	17
6.1	Schwerpunkte in der therapeutischen Ausbildung im Rahmen der Weiterbildung...........................	18
6.2	Supervision	18
6.3	Selbsterfahrung (als besondere Chance der persönlichen Entwicklung)...	19
7	**Frequently asked questions zur Weiterbildung in dem Fachgebiet Psychosomatische Medizin und Psychotherapie**...	21
8	**Einblicke in unsere Weiterbildungserfahrungen**................	27
8.1	Der Weg zur Fachärztin von Caroline Rometsch	27
8.2	Der Weg zur Fachärztin von Julia Bongard.................	30
8.3	Der Weg zur Fachärztin von Ariane Wetzel	33
9	**Unsere Arbeit in der Perspektive Psychosomatik**................	39
9.1	Meine Motivation für die Perspektive Psychosomatik: Ein kurzer Einblick von Caroline Rometsch	39
9.2	Meine Motivation für die Perspektive Psychosomatik: Ein kurzer Einblick von Julia Bongard	40
9.3	Meine Motivation für die Perspektive Psychosomatik: Ein kurzer Einblick von Ariane Wetzel....................	40
10	**Fazit**	43
Was Sie/ihr aus diesem *essential* mitnehmen können		45
Literatur..		47

Über die Autoren

Caroline Rometsch (Psychosomatische Medizin und Psychotherapie, Universitätsklinikum Tübingen, Osianderstr. 5, 72076 Tübingen, Caroline.Rometsch@med.uni-tuebingen.de)

Julia Bongard Institut für Psychosomatische Medizin und Psychotherapie Universitätsklinikum Düsseldorf, Moorenstr. 5, 40225 Düsseldorf, Facharztpraxis für Psychosomatische Medizin und Psychotherapie Dr. med. Norbert Hartkamp, Rheinstr. 37, 42697 Solingen, Julia.bongard@med.uni-duesseldorf.de, Bongard@drhartkamp.de)

Ariane Wetzel (MEDIAN Klinik Berggießhübel, Psychosomatik, OT BGH, Gersdorfer Straße 5, 01816 Bad Gottleuba-Berggießhübel, ariane.wetzel@median-kliniken.de)

Einleitung

1.1 How to be a Psychosomatiker:in?

„How to be a Psychosomatiker?" – So lautete der Titel eines Symposiums im Jahr 2021 auf dem jährlich in Berlin stattfindenden Deutschen Psychosomatik-Kongress. Zahlreiche an der Facharztweiterbildung Interessierte nahmen an dieser Veranstaltung teil, um Antworten auf Fragen zur Weiterbildung und zum Fachgebiet zu erhalten. Aus diesen Fragen und Antworten entstand schließlich die Idee für dieses Buch. Unsere Erfahrungen in der „Perspektive Psychosomatik" und der eigenen Weiterbildung wollen wir aufgrund unserer Begeisterung und Motivation für das Fachgebiet teilen. Mit diesem Buch möchten wir Euch zeigen, wie vielfältig der Weg und die Arbeit im Fachgebiet der Psychosomatischen Medizin und Psychotherapie sein kann. Wir wollen wesentliche Aspekte der Weiterbildung erläutern, Euch eventuelle Sorgen und Ängste nehmen und vor allem unsere berufliche Leidenschaft und Überzeugung mit Euch teilen. Zudem berichten wir von unseren beruflichen Werdegängen, die nicht unterschiedlicher hätten sein können.

Aber wer sind wir überhaupt? „Perspektive Psychosomatik" ist eine Vereinigung von Ärzt:innen in Weiterbildung zum Facharzt/zur Fachärztin für Psychosomatische Medizin und Psychotherapie sowie interessierten Studierenden. Unser Hauptziel ist es, Weiterbildungsassistent:innen auf ihrem Weg zum Facharzt/zur Fachärztin zu unterstützen. Wir vertreten die Belange von Weiterbildungsassistent:innen innerhalb unserer Fachgesellschaft, der Deutschen Gesellschaft für Psychosomatische Medizin und Psychotherapie e. V. (DGPM) und beschäftigen uns intensiv mit Struktur, Inhalt und Organisation der Weiterbildung sowie den

Weiterbildungsbedingungen. Darüber hinaus fördern wir die Vernetzung innerhalb des Fachgebiets von Interessierten, insbesondere Studierenden und Kolleg:innen in Weiterbildung. Regelmäßig organisieren wir Vernetzungstreffen, die auch Fortbildungscharakter haben. Wir arbeiten sowohl auf Bundes- als auch auf Landesebene eng mit dem Vorstand der DGPM zusammen und können damit das Fachgebiet aktiv mit entwickeln.

Das Fachgebiet der Psychosomatische Medizin und Psychotherapie

Das Fachgebiet der Psychosomatischen Medizin und Psychotherapie umfasst die Erkennung, Behandlung, Prävention und Rehabilitation von Krankheiten und Leidenszuständen, bei denen psychosoziale, psychosomatische und somatopsychische Faktoren sowie deren körperlich-seelische Wechselwirkungen eine zentrale Rolle spielen. Die ärztliche Tätigkeit umfasst vier zentrale Kompetenzbereiche: Psychotherapie, somatische Medizin, Pharmakotherapie und Sozialmedizin. Ein besonderer Schwerpunkt liegt auf dem Wechselspiel zwischen psychischen Belastungen und körperlichen Beschwerden sowie deren bidirektionalen Auswirkungen. Dabei kommen sowohl psychotherapeutische als auch somatische und pharmakologische Behandlungsansätze zum Einsatz, u. a. ergänzt durch sozialmedizinische Maßnahmen zur nachhaltigen Unterstützung der Patient:innen. Die Vielseitigkeit der Psychosomatischen Medizin und Psychotherapie erfordert sowohl ein tiefgehendes Verständnis körperlicher Prozesse als auch psychotherapeutischer Methoden und erlaubt eine umfassende Versorgung bei einer Vielzahl von Krankheitsbildern. Die Arbeit in diesem Fachgebiet ist breit gefächert und schließt verschiedene psychosomatische Störungen ein, darunter somatoforme Störungen, Schmerzstörungen, Essstörungen, Depressionen, Angst- und Traumastörungen. Neben der therapeutischen Beziehung zwischen Patient:in und Behandler:in, die eine Schlüsselrolle spielt, sind spezifische therapeutische Techniken und individuelle Fertigkeiten der Ärzt:innen in Weiterbildung sowie den Fachärzt:innen für Psychosomatische Medizin und Psychotherapie von zentraler Bedeutung. Ein weiteres wesentliches Merkmal ist die Integration körperlicher und psychotherapeutischer Ansätze, um Patient:innen ganzheitlich zu betreuen. Multimodale Therapieansätze, die somatische und psychische Interventionen kombinieren, ermöglichen eine differenzierte und individuell angepasste Behandlung. Häufig haben Patient:innen Ängste, die den Therapien im

Wege stehen können und durch geeignete Interventionen behandelt werden. Als Weiterbildungsassistent: innen und als Fachärzt:innen für Psychosomatische Medizin und Psychotherapie bieten wir den Patienten:innen ein Gegenüber, um all die aufkommenden Emotionen zuzulassen und Körperreaktionen einzuordnen. Im Gespräch können wir gemeinsam Lösungsansätze entwickeln.

Als Arzt:innen können wir einen wichtigen Beitrag leisten, den Mensch und nicht die Diagnose in den Mittelpunkt zu stellen. Unsere Facharztkompetenz befähigt uns, differenzierter die Brücke zwischen Soma und Psyche für die Patient:innen zu schlagen und damit die Patientenbehandlung nachhaltig zu denken und vorzunehmen. Das Fachgebiet der Psychosomatischen Medizin und Psychotherapie kann so u. a. somatische Kollegen entlasten, Kosten im Gesundheitswesen senken und den Patient:innen eine (Zukunfts-) Perspektive geben.

Die Arbeitsfelder in der Psychosomatischen Medizin und Psychotherapie

3.1 Die Arbeit in einer Klinik für Psychosomatische Medizin und Psychotherapie

Viele Weiterbildungsassistent:innen entscheiden sich direkt nach dem Abschluss des Medizinstudiums dazu, Erfahrungen in einer Klinik für Psychosomatische Medizin und Psychotherapie zu sammeln. Es kann sich dabei sowohl um ein Universitätsklinikum, ein Klinikum anderer Trägerschaft oder eine Rehabilitationsklinik handeln. Häufig ist eine psychosomatische Station oder eine Tagesklinik der erste Einsatzort. Die Behandlungsdauer von Patient:innen umfasst meist mehrere Wochen bis hin zu Monaten. Weiterbildungsassistent:in können die multimodalen Therapieangebote und die unterschiedlichen psychosomatischen Krankheitsbilder umfangreich kennenlernen und erste Therapieerfahrungen sammeln.

Universitätskliniken
In einem Universitätsklinikum lernen Weiterbildungsassistent:innen meist anfangs im Rahmen eines Einsatzes als Stationsärzt:in ein breites Spektrum an Krankheitsbildern kennen, wobei es für die unterschiedlichen Krankheitsbilder spezifische Behandlungsangebote gibt. Die Behandlung wird durch ein interprofessionelles Team angeboten, wobei Weiterbildungsassistent:innen durch die unterschiedlichen Herangehensweisen und Behandlungsansätze verschiedene Einblicke erhalten. Neben der Station gibt es an universitären Kliniken die Möglichkeit der Rotation in Tageskliniken und Ambulanzen, vermehrt auch Psychosomatische Institutsambulanzen. Im Rahmen der Weiterbildung erlernen Weiterbildungsassistent:innen vertiefte Fertigkeiten und Kompetenzen,

wie beispielsweise eine präzise psychodiagnostische Einschätzung und Behandlungsplanung. Bei der täglichen Arbeit entstehen zahlreiche Berührungspunkte zum ambulanten Netzwerk.

Gewöhnlich fallen sowohl Bereitschaftsdienste als auch Rufbereitschaften an. In diesen Diensten werden bei Bedarf oder nach festen Behandlungsplänen ärztliche Kontakte durchgeführt. Es können Notfälle wie Suizidalität oder Selbstverletzungen sowie psychische Krisen auftreten, nicht zuletzt somatisch bedingte Notfallereignisse. Regelhaft sind erfahrene Oberärzt:innen telefonisch erreichbar.

Ein weiterer Teil der universitären Arbeit ist die Erfüllung des Lehrauftrags, wobei Weiterbildungsassistent:innen während der Semester zum Unterricht in verschiedenen Lehrformaten, z. B. in Kleingruppenunterricht, eingeteilt werden. Die Lehrtätigkeit wird sinngebend erlebt und unterstützt die Vertiefung des eigenen Wissens. Wesentlich ist die Beteiligung an Forschungsprojekten, die Teil des universitären Arbeitens sind. Hierzu finden sich in diesem Buch in folgenden Kapiteln weitere Ausführungen.

Fachkliniken in anderer Trägerschaft
In Fachkliniken erhalten Patient:innen meist eine umfassende medizinische und psychotherapeutische Behandlung, weswegen auch die Weiterbildung breit gefächert ist. Die Weiterbildung unterscheidet sich je nach Trägerschaft, weswegen eine umfassende Darstellung in diesem Buch nicht möglich erscheint. Wir empfehlen, dass ihr euch Informationen zu den Weiterbildungsangeboten mit den jeweiligen zeitlichen Weiterbildungsberechtigungen je nach Träger für eine Entscheidung einholt.

Rehabilitationskliniken
Eine psychosomatische Rehabilitationsklinik fokussiert sich auf die langfristige Stabilisierung und Minderung einer bereits eingetretenen oder drohenden Einschränkung der Erwerbsfähigkeit. Darüber hinaus wird ein präventiver Gedanke in der Behandlung aufgegriffen, um die Erwerbsfähigkeit zu erhalten. Als Weiterbildungsassistent:in lernt man dadurch eine fundierte sozialmedizinische Beurteilung der Erwerbsfähigkeit und arbeitet in einem multiprofessionellen Team. Kenntnisse zur Prävention und Rehabilitation müssen im Rahmen der Facharztweiterbildung erworben werden. Dabei ist es u. a. notwendig, Wissen zur Internationalen Klassifikation der Funktionsfähigkeit, Behinderung und Gesundheit von Patient:innen mit psychosomatischen Erkrankungen zu haben. In einer Rehabilitationsklinik nimmt man als Weiterbildungsassistent:in am Bereitschaftsdienst teil.

3.2 Die Arbeit in der Niederlassung

3.2.1 Allgemeines und rechtliche Regelungen für das ambulante Arbeiten

In Deutschland gab es laut Ärztestatistik im Jahr 2022 insgesamt 2768 tätige Ärzte für Psychosomatische Medizin und Psychotherapie in einer Niederlassung (Bundesärztekammer 2023). Die Arbeit ist dabei in unterschiedlichen Konstellationen möglich. Es gibt das klassische Konzept der Einzelpraxis sowie das Arbeiten in Praxisgemeinschaften oder Gemeinschaftspraxen unter dem Zusammenschluss mehrerer Ärzt:innen. Der Unterschied dieser beiden Formen liegt darin, dass in einer Praxisgemeinschaft Ärzt:innen ihre eigene Praxis unter Nutzung gemeinsamer Organisationsstrukturen und Räumlichkeiten führen. In einer Gemeinschaftspraxis hingegen werden nicht nur gemeinschaftlich Praxisräumlichkeiten und Personal geteilt, sondern behandeln die Beteiligen auch einen gemeinsamen Patientenstamm. Zusätzlich gibt es Praxismodelle, in denen Fachärzt:innen unterschiedlicher Fachrichtung gemeinsam arbeiten.

Ambulantes Arbeiten kann sehr vielfältig und in unterschiedlichen Kontexten erfolgen. Meist wird in einem ersten Schritt mittels Sprechstunde und Probatorik eine differentialdiagnostische Abklärung mit ggf. testpsychologischen Verfahren und Indikationsstellung durchgeführt und ggf. eine Abklärung somatischer Symptome eingeleitet. Danach sollte eine ausführliche Beratung erfolgen unter Berücksichtigung der erhobenen Befunde mit Klärung der Frage, ob ambulante Psychotherapie für den Patienten oder die Patientin sinnvoll ist und welches Psychotherapieverfahren zur Anwendung kommen sollte.

Es gibt unterschiedliche Formen der Einzeltherapie, nämlich:

- Akuttherapie
- Kurzzeittherapie
- Langzeittherapie

Akuttherapien sind symptomzentriert, Kurz- und Langzeittherapien hingegen ätiologisch orientiert. Akuttherapien sind insbesondere für Patient:innen geeignet, die einer zeitnahen Intervention bedürfen und bei denen eine kurzfristige Verbesserung der Symptomatik möglich erscheint. Termine der Akuttherapie können mit einer Dauer von 25 min stattfinden. Die Therapieeinheiten der Kurz- und Langzeittherapie können durch Patient:innen mit der Unterstützung der Behandler:innen bei ihrer Krankenkasse beantragt werden, wenn sich Patient:in und Behandler:in auf ein gemeinsames Konzept einigen können und miteinander arbeiten wollen. Patient:innen können im Rahmen einer Gruppenpsychotherapie behandelt werden, wobei sich das Stundenkontingent nach dem jeweiligen Richtlinienverfahren richtet. Eine Kombination von Einzel- und Gruppenpsychotherapie ist ebenfalls möglich.

3.2.2 Zusätzliche Tätigkeiten und Arbeitsbereiche im Rahmen des ambulanten Arbeitens

Niedergelassene Fachärzt:innen haben die Möglichkeit, Konsiliartätigkeiten nachzugehen, als Supervisor:in für Weiterbildungsassistenten:innen oder Kliniken tätig zu sein, Balintgruppenleiter:in zu werden oder diversen Dozent:innentätigkeiten nachzugehen. Ebenso kann die Weiterbildungsbefugnis bei der jeweiligen Landesärztekammer beantragt werden. Hierfür müssen bestimmte Voraussetzungen erfüllt werden, nämlich der Nachweis der fachlichen Qualifikation mit mehrjähriger Tätigkeit, entsprechendes Patientenklientel, strukturelle Voraussetzungen und ein Weiterbildungskonzept. Mit der Zuteilung der Weiterbildungsbefugnis können Niedergelassene Weiterbildungsassistent:innen weiterbilden.

3.2.3 Unterschiede im Vergleich zu Psychologischen Psychotherapeut:innen

Neben der Behandlung mittels Psychotherapie können Fachärzt:innen für Psychosomatische Medizin und Psychotherapie weitere Leistungen anbieten, wie zum Beispiel eine psychopharmakologische Behandlung. Andere Leistungen wie z. B. körperliche Untersuchungen, somatische Sprechstunden oder auch EKG-Kontrollen sind sinnvoll, aktuell leider jedoch (noch) nicht abrechenbar. Ausnahme ist die orientierende neurologische Untersuchung. Unsere Fachgesellschaft DGPM und die Berufsverbände der Psychosomatischen Mediziner sind hier fachpolitisch sehr aktiv, um diese historisch begründeten Einschränkungen zu beheben.

3.2.4 Zusammenfassende Beurteilung des ambulanten Arbeitens

Das ambulante Arbeiten beinhaltet die Anwendung zahlreicher Kompetenzen. So sind wir in der Lage, im ambulanten Setting Krisenintervention vorzunehmen,

3.2 Die Arbeit in der Niederlassung

Einschätzungen der vorangegangenen Diagnostik zu geben bis hin zur Behandlungsplanung und psychotherapeutischen Behandlung der Patient:innen. Wir können eine ganzheitliche Einordnung des Beschwerdebildes vornehmen und diese den Patient:innen vermitteln. Wir sind ausgebildet, in Einzel- und Gruppensettings Patient:innen zu behandeln. Das fängt bei niederschwelligen Themen an wie Psychoedukation zu bestimmten Störungsbildern, Themen der Stresswirkung auf Körper und Seele, Selbstwert und Selbstwirksamkeit, Umgang mit Schmerz, Selbstfürsorge usw. und umfasst weiterhin störungsspezifische oder interaktionelle Einzel- und Gruppentherapieformen.

Die Arbeit im Konsil- und Liaisondienst 4

Ein zentraler Aspekt der psychosomatischen Arbeit ist der Konsil- und Liaisondienst. Dabei besteht eine wesentliche Aufgabe des Konsildienstes darin, Patient:innen mit psychischen oder psychosomatischen Fragestellungen im Rahmen ihrer Behandlung auf anderen somatischen Stationen mit zu betreuen und zu beraten. Der Liaisondienst zeichnet sich durch eine kontinuierliche, in den klinischen Alltag integrierte Zusammenarbeit mit somatischen/anderen Fachabteilungen aus, um eine frühzeitige Erkennung und Behandlung psychischer oder psychosomatischer Belastungen zu ermöglichen und interdisziplinäre Behandlungsprozesse zu fördern.

Wesentliche Fragestellungen beziehen sich im Konsildienst auf die Ätiopathogenese von Beschwerden, die sich durch eine rein somatische Diagnostik nicht klären lässt, ebenso wie die Behandlung von somatischen Erkrankungen mit psychischen Begleit- oder Folgestörungen bis hin zu akuten psychischen Krisen. Es kann sich um eine einzelne Konsultation handeln, in der ein validierendes Gespräch stattfindet, es können ebenso Folgekontakte notwendig sein, um eine längerfristige psychosomatische Begleitung zu ermöglichen. Typischerweise wird eine psychosomatische Anamnese mit Erhebung der psychischen Verfassung durchgeführt, wobei insbesondere das Vorliegen einer akuten Suizidalität geprüft wird. Im Rahmen von Transplantationsvorhaben ist an manchen Kliniken eine psychosomatische Beurteilung bzgl. der Therapieadhärenz Teil des Konsiliardienstes. Häufig zu transplantierende Organe sind Leber, Herz und Nieren. Aber auch bei anderen Organtransplantationen werden psychosomatische Einschätzungen bzgl. der psychischen Verfassung, Compliance und sozialen Situation eingeholt. Hilfreich ist ein fundiertes Wissen der wichtigsten psychosomatischen und somatischen Krankheitsbilder, um bei teils komplexen Symptombildern eine korrekte psychodiagnostische Einschätzung vornehmen

© Der/die Autor(en), exklusiv lizenziert an Springer-Verlag GmbH, DE, ein Teil von Springer Nature 2025
C. Rometsch et al., *Perspektive Psychosomatik*, essentials,
https://doi.org/10.1007/978-3-662-72387-6_4

zu können oder mit psychotherapeutischen Interventionen bei begrenztem Zeitrahmen intervenieren zu können.

Der Konsildienst wird im klinischen Bereich entweder von klinischen Instituten oder von bettenführenden Abteilungen übernommen. Ebenso können niedergelassene Psychosomatiker:innen Konsil- und Liasondienste in Kliniken übernehmen. In jedem Fall wird klar, wie wichtig hier die enge Verzahnung von Somatik und Psyche ist und wie wichtig ein fundiertes somatisches Wissen für psychosomatisch Tätige ist, um die individuelle Situation der Patient:innen einschätzen zu können. Ebenfalls wird die Bedeutung interdisziplinären Arbeitens im Rahmen des Konsil- und Liaisondienstes deutlich. Es gibt zahlreiche Kontaktpunkte mit Ärzt:innen und Pflegepersonal oder Angehörigen anderer Fachgebiete und Berufsgruppen. Der Einsatz findet in der Regel in der fortgeschrittenen Weiterbildung statt. Es gibt allerdings auch Kliniken, in denen unter enger Supervision Weiterbildungsassistent:innen bereits früher im Weiterbildungsverlauf im Konsiliardienst eingesetzt werden. In der Regel stehen erfahrene Kolleg:innen bei Unsicherheiten zur Seite, um das Vorgehen besprechen zu können. In manchen Kliniken wird der Konsildienst unter mehreren Kolleg:innen aufgeteilt, in anderen Kliniken gibt es nur einen Ansprechpartner:in für alle Konsilanfragen.

Die Arbeit in der Wissenschaft: Themenfelder für Forschungsansätze in der Psychosomatischen Medizin und Psychotherapie

Die Psychosomatische Medizin und Psychotherapie bietet zahlreiche Forschungsfelder. Dazu gehören Forschungsvorhaben bezogen auf konkrete Krankheitsbilder wie Essstörungen, affektive Störungen, somatoforme Störungen, somatische Belastungsstörungen, Anpassungsstörungen oder bezogen auf die Psychotherapieforschung. Weitere Forschungsbereiche umfassen unter anderem die Familienpsychosomatik und Bindungsforschung, interkulturelle Psychosomatik, klinische Psychodiagnostik und Psychometrie, sowie spezifische Bereiche wie Psychokardiologie und Psychoonkologie, Psychosomatik in der Zahnheilkunde oder in der Arbeitswelt. Zudem werden innovative Ansätze wie neu konzipierte störungsspezifische Therapien oder künstlerische Therapien und Forschungen zu Verhaltenssüchten und Transplantationsmedizin behandelt. Auch die Lehrforschung, die sich auf die Ausbildung von Medizinstudent:innen fokussiert, ist ein wichtiges Forschungsfeld. Mit den gesellschaftspolitischen Entwicklungen eröffnen sich immer wieder neue Themenbereiche, die aus psychosomatischer Sicht erforscht werden, dazu zählen zum Beispiel die Migrations- und Flüchtlingsforschung oder die Auswirkungen der Klimakrise auf die Gesundheit. Ein weiteres sich rasch entwickelndes Forschungsgebiet sind die Telemedizin und die Entwicklungen der künstlichen Intelligenz. Diese Aufzählung möglicher Forschungsbereiche ist nicht abschließend und soll in erster Linie aufzeigen, wie vielfältig die Forschungsinteressen und -möglichkeiten innerhalb des Fachgebiets sind.

5.1 Erste Schritte in der Forschung

Forschen ist Teamarbeit. Es ist hilfreich, sich einer bestehenden Forschungsgruppe anzuschließen. An Universitätskliniken finden sich meist zahlreiche Forschungsgruppen, zu denen man ersten Kontakt aufnehmen und sich an Forschungsbesprechungen beteiligen kann. An kleineren Häusern oder in der ambulanten Patientenversorgung können die Forschungsgruppen der Fachgesellhaften gute Anknüpfungspunkte darstellen. Solche Netzwerke sind in der Forschung essentiell, die auf nationaler oder internationaler Ebene gefunden werden können. Häufig wird das Forschungsinteresse bereits während des Studiums geweckt und im Bereich der Psychosomatischen Medizin und Psychotherapie dann eine Promotion angefertigt. Während dieser Zeit ist es möglich, verschiedene Forschungsaspekte (von Forschungsfeldern über methodische Vorgehensweisen) in der Psychosomatischen Medizin kennenzulernen. Der Einstieg in die Forschung und das wissenschaftliche Arbeiten kann auch durch die Unterstützung und Besprechung möglicher wissenschaftlichen Fragestellungen mit den Vorgesetzten erleichtert werden. Insbesondere raten wir dazu, Strategien zu erarbeiten, wie klinisches und wissenschaftliches Arbeiten unter einen Hut zu bringen sind.

Neben den Fachgesellschaften sind wir als Perspektive Psychosomatik auch Ansprechpartner für Forschungsfragen. So sind wir ebenfalls auf nationalen und internationalen Kongressen aktiv, auf denen die Anknüpfung an Arbeitsgruppen oder sog. Special Interest Groups (SIG) eine weitere gute Anlaufstelle darstellen. Neben diesen in Deutschland vorhandenen Strukturen kann der Einstieg auch über internationale Forschungsprojekte oder Forschungsgruppen gelingen. Projekte in der Psychosomatischen Medizin und Psychotherapie werden zunehmend verstärkt gefördert und ausgeschrieben. Ausschreibungen finden sich über die Förderinstitute und werden teils auch in Fachzeitschriften für Psychosomatische Medizin angekündigt.

Die deutsche Fachgesellschaften DGPM und das Deutsche Kollegium für Psychosomatische Medizin (DKPM) organisieren Forschungsgruppen innerhalb der Fachgesellschaften. Zudem findet jährlich ein gemeinsamer Kongress statt, auf dem aktuelle Forschungsergebnisse und Entwicklungen in der Psychosomatischen Medizin und Psychotherapie präsentiert und diskutiert werden. Eine internationale Fachgesellschaft in der Psychosomatischen Medizin ist die „European Association of Consultation-Liaison Psychiatry, Psychosomatic Medicine and Integrated Care" (https://www.eapm.eu.com/), ein Zusammenschluss von Forschungsinteressierten aus verschiedenen Ländern. Weltweit eingeschlossen sind Wissenschaftler:innen in dem „International College of Psychosomatic

Medicine" (https://icpmonline.org/). Es gibt in beiden Gesellschaften sowohl Arbeitsgruppen als auch in regelmäßigen Zeitabständen stattfindende Kongresse, bei denen sich Weiterbildungsassist:innen mit Wissenschaftlern aus der ganzen Welt austauschen können. Wir möchten darauf hinweisen, dass dies eine Übersicht darstellen soll, die keinesfalls abschließend ist. Sicherlich gibt es noch viele weitere Möglichkeiten in der Forschung aktiv zu sein.

5.2 Das Qualifizierungsprogramm „klinische Forschung"

Das Qualifizierungsprogramm „klinische Forschung" ist ein strukturiertes Schulungsprogramm zur Förderung des wissenschaftlichen Nachwuchses in der Psychosomatischen Medizin. Ziel ist es, praxisnahe Forschungskompetenzen für eine erfolgreiche Forschungskarriere zu vermitteln. Das zweijährige Programm umfasst Theorie-Seminare, das Implementieren eigener Forschungsprojekte und Mentoring. Das Schulungsprogramm wird von erfahrenen Dozent:innen geleitet und findet an fünf Wochenenden als dreitägige Blockveranstaltung an verschiedenen Orten (aktuell: Hamburg, Berlin, Tübingen, München, Heidelberg) statt. Eine Evaluation zeigt deutliche Erfolge bei Wissenszuwachs, Kongressaktivitäten, Forschungsanträgen und Publikationen. Auch ein Teil von uns hat daran teilgenommen und sehr davon profitiert. Daher möchten wir es auch im Rahmen dieses Buches erwähnen und als Unterstützung zur Aufnahme wissenschaftlicher Tätigkeiten empfehlen.

Der Weg zum Facharzt/zur Fachärztin: Die Weiterbildung im Fachgebiet der Psychosomatischen Medizin und Psychotherapie

Die Musterweiterbildungsordnung (MWBO) aus dem Jahr 2018 regelt die Weiterbildung zum Facharzt/zur Fachärztin. Sie enthält eine Definition für das Fachgebiet und Richtlinien zu den Kognitiven und Methodenkompetenzen (Wissen) und den Handlungskompetenzen (Erfahrungen und Fertigkeiten, wie z. B. psychotherapeutischer Kurzzeit- und Langzeitbehandlungen, Kriseninterventionen). Jede Landesärztekammer ist verpflichtet, die MWBO in eine für ihr Bundesland gültige Weiterbildungsordnung umzusetzen, wobei sie Anpassungen vornehmen kann, um regionale Besonderheiten zu berücksichtigen. Daher raten wir euch dazu, euch bereits vor Beginn der Weiterbildung auf den Internetseiten und Informationsbroschüren der jeweils zuständigen Landesärztekammer über die jeweils gültigen Weiterbildungsinhalte zu informieren. Aufgrund mancher Unterschiede kann ein Wechsel zwischen den Bundesländern erschwert sein. Um solche Schwierigkeiten zu vermeiden, können abgeleistete Abschnitte vor Wechsel des Bundeslandes bei der zuständigen Landesärztekammer zur Anerkennung eingereicht werden.

Die Weiterbildung zum Facharzt/zur Fachärztin für Psychosomatische Medizin und Psychotherapie umfasst einen Zeitraum von 60 Monaten in Vollzeit (entsprechend mehr Zeit in Teilzeittätigkeit). Abhängig von den regionalen Gegebenheiten des Arbeitgebers unterscheiden sich die Wege, um die geforderten Kompetenzen zu erlangen. Daher lohnt es sich, dies in potenziellen Bewerbungsgesprächen genau zu erfragen. Einzelne Kliniken vermitteln die theoretische Weiterbildung (Wissen) in Eigenregie. Daneben gibt es in einzelnen Bundesländern Weiterbildungsverbünde, in denen sich Kliniken und einzelne Praxen zusammengeschlossen haben, um die Inhalte in curricularer Form zu vermitteln. Außerdem gibt es die Möglichkeit, die Theorie an (meist primär psychologisch-psychotherapeutisch ausgerichteten) Weiterbildungsinstituten zu absolvieren.

Allen Weiterbildungsordnungen über die Bundesländer hinweg gemeinsam ist ein Weiterbildungsabschnitt von mind. 12 Monaten in einem somatischen Fach der unmittelbaren Patientenversorgung. In einigen Landesärztekammern werden in der jeweiligen Weiterbildungsordnung mögliche Fachgebiete explizit benannt. In der Weiterbildung kann man selbst bestimmen, zu welchem Zeitpunkt man diesen Abschnitt absolvieren möchte. Das kann zu Beginn, aber auch während oder nach den Weiterbildungsabschnitten in der Psychosomatischen Medizin und Psychotherapie geschehen. Hat man bereits eine andere Facharztweiterbildung abgeschlossen und strebt eine weitere Facharztweiterbildung im Bereich der Psychosomatischen Medizin und Psychotherapie an, sollte man mit der zuständigen Landesärztekammer absprechen, ob die Notwendigkeit besteht, diesen Abschnitt abzuleisten.

6.1 Schwerpunkte in der therapeutischen Ausbildung im Rahmen der Weiterbildung

Es gibt drei anerkannte Richtlinienverfahren in der Psychotherapie. In der Weiterbildung kann man einen Schwerpunkt frei wählen. In der psychodynamischen Therapie wird unter anderem angestrebt, das Verständnis für unbewusste mentale Prozesse der Patient:innen zu fördern und diese im therapeutischen Prozess zu bearbeiten. In der Verhaltenstherapie wird unter anderem das Ziel verfolgt, dysfunktionale Verhaltensweisen durch gezielte Interventionen zu modifizieren und neue adaptive Verhaltensmuster zu erlernen. In der Systemischen Therapie liegt der Fokus unter anderem auf der Einbeziehung des sozialen Kontextes, um die Wechselwirkungen und deren Einfluss auf das Erleben und Verhalten der Patient:innen zu verstehen.

6.2 Supervision

Die ärztliche Psychotherapie erfolgt unter engmaschiger Supervision durch eine/n erfahrene/n Supervisor:in, die das psychotherapeutische Arbeiten anleiten bzw. begleiten. Jede Supervision durch erfahrene Kolleg:innen fördert das eigene Verständnis für Krankheitskonzepte, Beziehung und Beziehungsdynamik und hilft, die eigenen Patient:innen differenzierter betrachten und behandeln zu können. Diese Supervision ist ein wesentlicher Bestandteil der Weiterbildung und sollte daher ermöglicht werden bzw. die zeitlichen und finanziellen Möglichkeiten geschaffen werden, diese extern zu erhalten. Die Supervision kann als

Einzel- und Gruppensupervision stattfinden, wobei sie regelmäßig nach etwa jeder 4. Behandlungsstunde erfolgt, um eine kontinuierliche Begleitung der psychosomatischen und psychotherapeutischen Arbeit zu gewährleisten. Sowohl externe als auch interne Supervision sind gängige Verfahren, was bedeutet, dass die Supervisor:innen entweder aus der gleichen Klinik oder Praxis stammen oder aber auch externe Supervisor:innen aus anderen Kliniken oder Niederlassungen sind.

Der Begriff der Gruppensupervision kann zum einen eine Supervision beschreiben, die andere Berufsgruppen mit einschließt und zum anderen kann der Begriff der Gruppensupervision beinhalten, dass verschiedene Behandler:innen in Ausbildung mit einem erfahrenen/n Therapeut:in desselben Therapieverfahrens zusammen kommen, um Patientenfälle zu besprechen.

Die Fallsupervisionen können in verschiedenen Bereichen der (teil-)stationären, Ambulanz- und Konsiltätigkeit stattfinden. Fallsupervisionen dienen u. a. dazu, die methodische Fachkompetenz zu erlernen und anzuwenden, den Blick auf die Patient:innen zu schulen und das eigene Erleben zu reflektieren. Manchmal hilft es z. B. zu verbalisieren, welche Gegenübertragung im Patientenkontakt in einem ausgelöst wird. Von der Fallsupervision abzugrenzen ist der Begriff der Fallkonferenz. Eine Fallkonferenz dient u. a. dazu, die Behandlung mit Herausforderungen und Potenzialen in einem multiprofessionellen Team zu besprechen.

6.3 Selbsterfahrung (als besondere Chance der persönlichen Entwicklung)

Wir alle haben unsere Biografie und unsere Beziehungserfahrungen, eigene Persönlichkeitsstrukturen und reagieren dementsprechend unterschiedlich auf Belastungen und Beziehungsangebote. In der Weiterbildung ist die Selbsterfahrung ein obligatorischer Bestandteil, um die eigenen emotionalen Reaktionen, Kognitionen sowie die persönliche Haltung zu verstehen und zu reflektieren, die sowohl die therapeutische Arbeit als auch den Umgang mit Patient:innen beeinflussen können. Dieser Reflexionsprozess ist entscheidend für die Entwicklung einer empathischen und professionellen Haltung gegenüber den Patient:innen. Selbsterfahrung in der Weiterbildung fördert somit die Selbstwahrnehmung, um therapeutische Interventionen auf der Grundlage einer soliden persönlichen und fachlichen Basis durchzuführen.

Viele Weiterbildungsassistent:innen beginnen kurz nach Aufnahme der Weiterbildung die Selbsterfahrung. Je nach Wahl des therapeutischen Psychotherapieverfahrens wird eine unterschiedliche Anzahl an Selbsterfahrungsstunden in der Weiterbildungsordnung gefordert, die in der persönlichen Planung der Weiterbildung berücksichtigt werden sollten. Bevor man seine Selbsterfahrung beginnt, sollte man sich Gedanken dazu gemacht haben, in welchem Verfahren man arbeiten möchte. Für die Selbsterfahrung benötigt man einen Zeitraum von etwa zwei bis vier Jahren, was ebenfalls in der persönlichen Planung berücksichtigt werden sollte.

Neben der Supervision und Selbsterfahrung stellt die Balintgruppenarbeit als obligater Bestandteil der Weiterbildung ein ebenfalls wichtiges Instrument dar zur Reflexion der Behandler:in-Patient:innenbeziehung.

Frequently asked questions zur Weiterbildung in dem Fachgebiet Psychosomatische Medizin und Psychotherapie

Im Folgenden wollen wir wiederkehrende Fragen aufgreifen, die uns als Sprecherinnen der Perspektive Psychosomatik begegnen.

Wie finde ich den passenden Arbeitgeber? Worauf muss ich beim Vorstellungsgespräch achten?
Wichtige Faktoren bei der Auswahl der Weiterbildungseinrichtung können unter anderem die Größe oder Schwerpunkte der Fachabteilung sein oder auch die Möglichkeit, sämtliche Weiterbildungsinhalte an einer Arbeitsstelle zu absolvieren. Ebenso spielen die in der Weiterbildungsstätte angewandten Therapieverfahren, bestehende Kooperationen mit psychotherapeutischen Weiterbildungsinstituten sowie die Aufgabenverteilung und die Work-Life-Balance eine wesentliche Rolle. Fragen hierzu können in das Vorstellungsgespräch eingebracht werden. Insbesondere die Kernfrage, wie die Inhalte der Weiterbildungsordnung in der jeweiligen Weiterbildungsstätte umgesetzt werden, sollte im Vorstellungsgespräch geklärt werden. Eine Hospitation nützt häufig sowohl den Stellenanwärter:innen als auch den zukünftigen Arbeitgeber:innen und hilft, Klarheit und Antworten auf diese Fragen zu finden.

In welchem Fachgebiet sollte ich die Weiterbildung beginnen?
Einige Kolleg:innen legen das somatische Jahr an den Beginn der Weiterbildung, da sie sich hiervon Sicherheit im Umgang mit Patient:innen, die körperliche Beschwerden berichten, erhoffen. Andere absolvieren es zu einem späteren Zeitpunkt, um auch im somatischen Fachgebiet von dem psychosomatischen Blick und bereits erlernten psychotherapeutischen Wissen zu profitieren. Wir sind unterschiedliche Wege gegangen mit jeweils guten Erfahrungen und können euch

bestärken, den Zeitpunkt für dieses Jahr nach euren eigenen Bedürfnissen und Wünschen anzupassen.

Welche Fächer gehören zu den Gebieten patientennaher Versorgung?
In der Musterweiterbildungsordnung findet sich eine orientierende Aufstellung, die auf Länderebene anders ausfallen kann. Daher lohnt auch hier ein Blick in die jeweils gültige Landesweiterbildungsordnung. So, wie der Name sagt, müssen Patient:innen somatisch behandelt werden. Damit entfallen z. B. Pathologie und Labormedizin.

Wo findet meine psychotherapeutische Weiterbildung statt?
An einer zunehmenden Zahl an Standorten gibt es ein klinikinternes oder -übergreifendes Weiterbildungscurriculum mit (externen) Weiterbildern (z. B. aus der Niederlassung, dem Rehabilitationsbereich, aus Medizinischen Versorgungszentren). Informationen und Empfehlungen hierzu können Kolleg:innen bei den Weiterbildungsbefugten erhalten. Manchmal kooperieren die Kliniken/Arbeitgeber:innen mit einem psychotherapeutischen Weiterbildungsinstitut, um die psychotherapeutische Weiterbildung für ihre Weiterbildungsassistent:innen zu gewährleisten. Eine Vernetzung in der Perspektive Psychosomatik und auf Ebene des jeweiligen Bundeslandes ist hilfreich zur Beantwortung weiterführender Fragen und für Erfahrungsberichte.

Welches Verfahren als therapeutische Grundorientierung soll ich wählen? Worin liegen die Unterschiede bezüglich der Facharztweiterbildung?
Der Vorteil an unserer breiten ärztlichen Weiterbildung ist, dass uns Kompetenzen verschiedener therapeutischer Techniken zur Verfügung stehen. Meist können unterschiedliche Therapieansätze im Rahmen von Hospitationen kennengelernt werden, sodass man eigene Präferenzen entwickeln kann.

Wann finden meine theoretischen Seminare im Rahmen der therapeutischen Weiterbildung statt?
Sofern die Arbeitgeber die Theorie klinikintern anbieten, finden die Seminare meist im Rahmen der regulären Arbeitszeit oder in Abend- oder Wochenendveranstaltungen statt. Weiterbildungsverbünde bieten die Theorieeinheiten meist an den Wochenenden über das Jahr hinweg an. Psychotherapeutische Weiterbildungsinstitute bieten häufig Wochenendseminare an. Die Gestaltung ist regional unterschiedlich und wir empfehlen euch, dass ihr weitere Informationen bei dem potenziellen Arbeitgeber einholt. Außerdem gibt es mehrtägige Fortbildungsveranstaltungen. Tariflich stehen Weiterbildungsassistent:innen mehrere

Weiterbildungstage im Jahr zu, im universitären Bereich sind es z. B. 4–10 Tage im Jahr. Auch das könnt ihr im Vorstellungsgespräch erfragen.

Bei wem kann bzw. darf ich Selbsterfahrung/Supervision in Anspruch nehmen?
Es gibt Auflistungen von möglichen Supervisor:innen, die entweder frei über das Internet einsehbar sind oder über die Ausbildungsinstitute oder Kliniken verbreitet werden.

Wie finanziert sich meine Weiterbildung? Welche Kosten erwarten mich?
Das ist in den einzelnen Kliniken oder durch Niedergelassene sehr unterschiedlich geregelt. Von der kompletten Übernahme der Kosten bis hin zu anteiligen Finanzierungen oder Zuschüssen ist eine große Bandbreite an Unterstützungsmöglichkeiten verfügbar. Teils tragen die Weiterbildungsassistent:innen den Großteil der Kosten für die Weiterbildung selbst. Diese Aspekte sind im Vorstellungsgespräch bei dem/der Weiterbildungsbefugten als auch bei Anmeldung im Psychotherapeutischen Weiterbildungsinstitut zu erfragen. Es sollte auch bedacht werden, dass ein Teil der Kosten steuermildernd geltend gemacht werden können bei Abgabe einer Steuererklärung. Um euch eine grobe Schätzung zu geben, haben wir einen Betrag von bis zu 20.000 € über die gesamte Weiterbildungszeit kalkuliert. Bedenkt jedoch, dass dies wirklich nur eine grobe Schätzung ist und die Kosten individuell berechnet werden müssen, da zum Beispiel die Selbsterfahrung unterschiedliche Kosten verursacht.

Ist es möglich oder sinnvoll während der Facharztausbildung in Teilzeit zu arbeiten?
Die Weiterbildung in reduzierter Stundenanzahl ist möglich. Für die Weiterbildung werden in den meisten Landesärztekammern generell jedoch nur Zeiten mit einer mindestens 33 %igen Teilzeitstelle angerechnet. Einzelheiten sind mit der jeweiligen Landesärztekammer zu klären. Manche Kolleg:innen schätzen die Teilzeitarbeit, um die psychotherapeutische Weiterbildung oder wissenschaftliches Arbeiten mit der klinischen Weiterbildung zu kombinieren.

Kann ich auch ambulant arbeiten, also z. B. in einer Praxis?
Ja, das ist möglich. Der zeitliche Umfang ist von der Weiterbildungsbefugnis des/der Weiterbilder:in abhängig. Die zugelassenen Zeiträume für die Weiterbildung unterscheiden sich zwischen den Bundesländern, da es gelegentlich Abweichungen zur Musterweiterbildungsordnung geben kann. Eine konkrete Auskunft ist der Weiterbildungsordnung der Landesärztekammer zu entnehmen oder bei der zuständigen Landesärztekammer zu erfragen.

Ich wechsle zu einem Arbeitgeber, der zwar eine Weiterbildungsbefugnis hat, aber in einem anderen Therapieverfahren arbeitet. Wird mir dies trotzdem angerechnet?
Hier ist jeweils Rücksprache mit dem/der Weiterbildungsbefugten bzw. der Landesärztekammer zu nehmen. In jedem Fall muss die qualifizierte Supervision im gewählten Therapieverfahren gewährleistet sein.

Wie bereite ich mich auf die Facharztprüfung vor?
Die Facharztprüfungen findet in der jeweils zuständigen Landesärztekammer statt. Oft wird um eine Fallvorstellung gebeten mit anschließend vertiefenden Fragen zu dem Fall. Hilfreich können der Austausch mit ehemaligen Geprüften, dem/der Weiterbildungsbeauftragten, Kolleg:innen mit ähnlichem Weiterbildungsstand sein, ebenso wie das Durcharbeiten von Aufzeichnungen über frühere Prüfungen (sofern solche, beispielsweise abteilungsintern, geführt werden). Wir empfehlen neben der Vernetzung über die Perspektive Psychosomatik hierfür auch die Seminare der DGPM zur Prüfungsvorbereitung.

Kann ich als Fachärzt:in für Psychosomatische Medizin und Psychotherapie auch im Ausland tätig werden?
Bisher ist das Fachgebiet der Psychosomatischen Medizin und Psychotherapie in Deutschland und seit kurzem auch in Rumänien eine anerkannte Facharztweiterbildung. Fachärzt:innen für Psychosomatische Medizin und Psychotherapie arbeiten im deutschsprachigen Ausland häufig im psychotherapeutischen Bereich. Hierfür werden spezielle Anerkennungsverfahren durchlaufen wie auch in anderen Fachgebieten.

Worin liegt der Unterschied zwischen den beiden Fachgebieten „Psychosomatischer Medizin und Psychotherapie" und „Psychiatrie und Psychotherapie"?
Einige Störungsbilder überschneiden sich, wenngleich es aber besondere Gewichtungen gibt. So finden sich z. B. Patient:innen mit Essstörungen und/oder somatoformen Störungen bzw. somatischen Belastungsstörungen eher im Fachgebiet der Psychosomatischen Medizin und Psychotherapie. Im praktischen Arbeiten gibt es teils klare Zuweisungen von Patient:innen in eines der Fachgebiete, wie beispielsweise die Zuständigkeit der Psychiatrie, sofern es sich um Patient:innen mit Psychosen handelt.

Die Fachgebiete sind jedoch nicht immer durch klar zu trennende Krankheitsbilder zu unterscheiden. Es gibt einige Schnittstellen zwischen beiden Fachgebieten, die Herangehensweise unterscheidet sich jedoch häufig. Durch die teils unterschiedlichen Kompetenzen, die in der Weiterbildung erworben werden, entsteht jedoch im Verlauf die eigene Identität als Fach:ärztin.

Worin liegt der Unterschied zwischen dem Fachgebiet der „Psychosomatischen Medizin und Psychotherapie" und den „Psychologischen Psychotherapeuten"?
Psychologische Psychotherapeuten absolvieren eine psychotherapeutische Weiterbildung, jedoch keine medizinische Ausbildung.

Einblicke in unsere Weiterbildungserfahrungen 8

Im nachfolgenden Kapitel wollen wir euch von unseren Erfahrungen in der Weiterbildung zu Fachärztinnen berichten. Uns war wichtig, dass ihr seht, wie unterschiedlich unsere Erfahrungen sind. Wir wollen auch unsere Gedanken und Sorgen mit Euch teilen, mit denen wir uns auf dem Weg auseinandergesetzt haben.

8.1 Der Weg zur Fachärztin von Caroline Rometsch

Während meines Medizinstudiums hatte ich die Gelegenheit, für eine bedeutende Stiftung zu arbeiten, die sich der Betreuung psychisch erkrankter Menschen widmet. Diese Tätigkeit ermöglichte mir erste wertvolle Einblicke in die Welt der psychischen Erkrankungen und weckte mein Interesse an dem Fachgebiet der Psychosomatischen Medizin und Psychotherapie. Um mein Wissen zu vertiefen und eine fundierte Entscheidungsgrundlage für meine berufliche Zukunft zu schaffen, entschied ich mich, sowohl meine Famulaturen als auch Teile meines Praktischen Jahres im Bereich der Psychiatrie zu absolvieren. Dabei erschienen mir sowohl die Psychiatrie als auch die Psychosomatische Medizin und Psychotherapie als attraktive Berufsfelder. Den Beginn meiner ärztlichen Weiterbildung in der Psychosomatischen Medizin und Psychotherapie machte ich am Universitätsklinikum Tübingen unter der Leitung von Prof. Dr. Zipfel. Im Rahmen der stationären Tätigkeit hatte ich die Möglichkeit, Patient:innen mit unterschiedlichen psychosomatischen Erkrankungen zu behandeln, dabei psychotherapeutisches Arbeiten zu erlernen sowie eine gute internistische Ausbildung zu erfahren. Besonders prägend war die Zeit mit meinen Stationskolleginnen, von denen ich psychosomatisches Arbeiten und Denken erfahren konnte. Der kollegiale

Zusammenhalt und die gegenseitige Unterstützung empfand ich als außergewöhnlich, wodurch sich eine bis heute andauernde Freundschaft entwickelte. Wesentliche Erfahrungen im psychotherapeutischen Arbeiten konnte ich durch die Betreuung und Supervision durch die Oberärzt:innen sammeln, die meines Erachtens durch ihre Betreuung und Bereitschaft zur Unterstützung in der Weiterbildung als Rollenmodelle/Mentor:innen einen äußerst wichtigen Beitrag dazu leisten, ob sich interessierte Kolleg:innen für das Fachgebiet der Psychosomatischen Medizin und Psychotherapie entscheiden.

Wie viele Medizinabsolvent:innen und Ärzt:innen hatte ich anfangs Bedenken, direkt die Weiterbildung in der Psychosomatischen Medizin und Psychotherapie zu beginnen, ohne zuvor in einem somatisch orientierten Fachgebiet zu arbeiten. Um mit diesen Sorgen umzugehen, halfen mir die wöchentlich stattfindenden Visiten mit einem Facharzt für Innere Medizin. Bei diesen Visiten konnte ich ein gutes und breites medizinisches Wissen erwerben, ebenso wie bei den Kurvenvisiten in Begleitung durch unsere Oberärzt:innen. Erneut waren die Kolleg:innen gute Stützen, die bereits Zeiten in den unterschiedlichsten Fachdisziplinen gesammelt hatten und ebenfalls gute Lehrer:innen für mich waren.

Während der stationären Tätigkeit vertiefte sich mein Interesse an der Behandlung von Patient:innen mit somatoformen Störungen, insbesondere der chronischen Schmerzstörung. Ich arbeitete während und nach der Arbeitszeit Fachliteratur durch, um mir ein fundiertes Wissen anzueignen. Meine Vorgesetzten ermöglichten es mir, an einem 2-jährigen Curriculum über somatoforme Schmerzstörungen teilzunehmen, um mich in diesem Bereich vertieft fortzubilden. Bis heute ist dieses Interesse geblieben.

Nach dem ersten Ankommen auf der Station entschied ich mich, in der Forschungsabteilung aktiv zu werden und ließ mich zuerst von den Forschungsgruppenleiter:innen über die Möglichkeiten und die einzelnen Forschungsfelder aufklären und beraten. Ich entschied mich, ein Projekt aufzunehmen, was sich gut mit der klinischen Arbeit verbinden ließ. Ich versuchte meinen Alltag so zu strukturieren, dass innerhalb der geplanten Arbeitszeit Möglichkeiten entstanden, an Forschungsprojekten zu arbeiten. Nach knapp zwei Jahren Stationsarbeit erhielt ich die Möglichkeit, mich intensiver der Forschung zu widmen und erhielt sowohl von dem Ärztlichen Direktor als auch meinem Oberarzt große Unterstützung bei der Anfertigung meiner ersten Artikel. Diese Zuwendung meiner Vorgesetzten mit stets motivierender Bekräftigung hat mich bis heute darin bestärkt, die Forschung als selbstverständlichen Teil meiner Arbeit zu sehen. Für ärztliche Kolleg:innen in Weiterbildung erachte ich gerade eine Begleitung durch ein Mentoring als einen ausschlaggebenden Faktor für das Vorankommen mit Aufnahme der Forschungstätigkeiten.

8.1 Der Weg zur Fachärztin von Caroline Rometsch

Nach der Zeit auf der psychosomatischen Station bekam ich die Möglichkeit, weitere Erfahrungen in der psychosomatischen Tagesklinik zu sammeln. Ich erlernte die Besonderheiten der psychosomatischen Behandlung von Patient:innen, die täglich in ihr häusliches Umfeld entlassen wurden. Ich erlebte viel näher, in welchen Bereichen die Herausforderungen beim Erproben von Verhaltensänderungen bestehen.

Meine Weiterbildungszeit unterbrach ich für ein gutes Jahr der Elternzeit. Auch während dessen hielt ich den Kontakt zu meiner Abteilung und den Kolleg:innen, was mir den Wiedereinstieg erleichterte. Diesen begann ich in Teilzeit in der psychosomatischen Ambulanz, einer Arbeit, die ich zur Abrundung meiner Weiterbildungszeit als sehr bereichernd empfand durch die Bearbeitung von Themen der Versorgung, der Psychodiagnostik, ambulanter Gruppenangebote und Behandlung im Rahmen der Psychosomatischen Institutsambulanz, die mir große Freude bereitet haben.

Ich lernte dadurch unser Fachgebiet auch unter Aspekten der Vereinbarkeit von Familie und Beruf schätzen. Regelmäßige Arbeitszeiten mit Rufbereitschaftsdiensten (was im Vergleich zu Bereitschaftsdiensten ein wirklicher Vorteil ist) waren und sind für mich als alleinerziehende Mutter von ganz wesentlicher Bedeutung.

Als ich die geforderten vier Jahre in der psychosomatischen Patientenversorgung absolviert hatte, habe ich mich dazu entschieden, weitere berufliche Erfahrungen außerhalb des Tübinger Universitätsklinikums zu sammeln. Der Abschied fiel mir schwer, da ich die Arbeit und den kollegialen Umgang über alle Ebenen sehr geschätzt habe. Nach nur kurzer Zeit erhielt ich die besonders erfreuliche Möglichkeit, in einem europäischen Forschungsprojekt über funktionelle Erkrankungen mitzuarbeiten (Marie Curie-gefördertes Innovative Training Network mit EU-Horizon-Förderung, www.etude-itn.org). Diese Möglichkeit ergriff ich und arbeitete an der Universität in Florenz (Italien) an Projekten zur Verbesserung der Behandlung von funktionellen (somatoformen) Störungen unter der Supervision von Prof. Fiammetta Cosci. In dieser Zeit lernte ich Wissenschaftler:innen aus der ganzen Welt kennen und konnte erfahren, welchen hohen Stellenwert die Psychosomatische Medizin in anderen Ländern hat, und ich konnte so auch erfahren, wie die Strukturen sowohl in der klinischen als auch der wissenschaftlichen Arbeit außerhalb Deutschlands gestaltet sind. Meine Erfahrung war, dass sowohl die klinische als auch die wissenschaftliche Arbeit häufig dadurch erschwert ist, dass die Versorgung durch die Institutionalisierung eines Psychosomatischen Fachgebiets nicht vorhanden ist.

Erfahren konnte ich, dass die Entscheidung für die Weiterbildung zur Fachärztin für Psychosomatische Medizin und Psychotherapie sehr viel mehr beinhaltet als die Patientenversorgung in unterschiedlichen Settings, sondern dass es einen großen Bereich der Forschungstätigkeiten gibt, in denen es interessante und spannende Fragen gibt. Aktuell lebe ich dieses Verständnis nun mit abgeschlossener Weiterbildung als Fachärztin für Psychosomatische Medizin und Psychotherapie in der Position als Oberärztin und Arbeitsgruppenleiterin an der Universitätsmedizin Magdeburg unter der Leitung von Prof. Florian Junne. In wenigen Wochen nehme ich eine Professur am Tübinger Universitätsklinikum an und freue mich auf spannende klinische und wissenschaftliche Projekte in der Zukunft.

Rückblickend bin ich sehr dankbar über den Weg, den ich mit der Unterstützung meiner Kolleg:innen und Vorgesetzten gehen durfte und ermutige interessierte Ärzt:innen sehr dazu, sich diesem spannenden Bereich der Medizin zu widmen. Nun bin ich neugierig, was mich in den kommenden Jahren noch erwarten wird und bin mir sicher, dass das Fachgebiet erfüllende und abwechslungsreiche Tätigkeiten für mich bereithalten wird.

8.2 Der Weg zur Fachärztin von Julia Bongard

Mein Weg in die Medizin war zunächst von naturwissenschaftlichem Interesse geprägt. Bereits zu Beginn des Studiums wurde mir jedoch klar, dass ich mit Menschen arbeiten will und nicht im Labor. So war mein Weg zunächst davon geleitet, Allgemeinmedizinerin mit der Zusatzbezeichnung Psychotherapie zu werden. Meine erste Stelle war dann in der Inneren Medizin, in der ich bei meinem damaligen Chef sehr rasch das breite Spektrum der klinischen Inneren Medizin erlernen durfte. Es gab dort eine Rotation in eine geriatrische Rehabilitationsklinik im Haus. In dieser Zeit durfte ich ausführlich sozialmedizinische Aspekte und insbesondere das Fachgebiet der Neurologie kennenlernen. Auch war das Arbeiten dort sehr geprägt von dem Gedanken, den Patient:innen ein möglichst hohes Maß an Selbstständigkeit, Lebensqualität und Würde zurückzugeben, was jenseits der „Apparatemedizin" und der geriatrischen Therapien vor allem durch Gespräche mit Patient:innen und Angehörigen geschah. Ich entschied mich dazu, meine internistische Ausbildung mit sehr viel Freude und Engagement zu Ende zu bringen und danach die Zusatzweiterbildung Geriatrie zu machen. Nach erfolgreicher Facharztprüfung arbeitete ich in der gemischten Akut- und Rehabilitativen Geriatrie im gleichen Haus. So waren auf meinem Weg, auf dem sich eins zum anderen fügte, die Allgemeinmedizin und die Psychotherapie in den Hintergrund gerückt, insbesondere, weil die Geriatrie ein sehr breites Spektrum der Medizin und Gerontopsychiatrie abdeckt. Nach erfolgreicher Facharztprüfung wurde ich Oberärztin in der Klinik und habe ein paar Jahre dort

8.2 Der Weg zur Fachärztin von Julia Bongard

gearbeitet. Irgendwann wurde mir zunehmend bewusst, dass mir für ein ganzheitliches Bild der Patient:innen weiterhin ein wesentlicher Aspekt fehlte – nämlich der psychische bzw. psychosomatische. Gerade in der Geriatrie hat man es oft mit psychosomatisch erkrankten Patient:innen zu tun, denen man auf der rein somatischen Ebene nicht gerecht werden kann. So wuchs in mir nach und nach der Wunsch, mich und meine Sicht auf die Patient:innen weiterzuentwickeln und es reifte der Gedanke, noch eine neue Richtung einzuschlagen. Ich habe dann, um einen Eindruck zu bekommen, zunächst den Kurs Psychosomatische Grundversorgung einschließlich der Balintgruppe gemacht. Der damalige Kursleiter Herr Dr. med. N. Hartkamp M. Sc. hat in dem Kurs in mir so viel Begeisterung für das Fach Psychosomatik wecken können, dass ich mich dazu entschloss, in seiner Praxis zu hospitieren. Danach war mir endgültig klar, dass ich in diesem Fach arbeiten will. Ich konnte meine neue Weiterbildung in der Psychosomatischen Medizin und Psychotherapie zunächst in Teilzeit in der Praxis des Kollegen beginnen, der mich so für das Fach begeistert hat. Inzwischen arbeite ich in 50 % Teilzeit als Weiterbildungsassistentin in dieser Praxis und befinde mich parallel in universitärer Weiterbildung im Konsil- und Liaisondienst. In diesem noch etwas besonderen Modell lerne ich ein großes Spektrum der Psychosomatischen Medizin und Psychotherapie kennen, wobei mir in beiden Bereichen meine klinische Vorerfahrung sehr zugute kommt. Durch meinen Chef bin ich zu Beginn an das damals noch „Junge Forum" (heute Perspektive Psychosomatik) der Fachgesellschaft DGPM angebunden worden und habe mit großer Begeisterung festgestellt, mit wieviel Engagement und Weitblick die Kolleg:innen dort das Fach weiterentwickeln und vertreten. Es war schön zu erfahren, dass der Zusammenhalt innerhalb der Gruppe groß ist und man viele Tipps für die Weiterbildung in direkten Kontakten erhalten kann. Als ich gefragt wurde, ob ich ab der Wahlperiode 2021/2022 ebenfalls als Sprecherin mit einsteigen wolle, musste ich daher nicht lange überlegen. Mir macht die wirklich vielfältige Arbeit sehr viel Spaß und ich freue mich immer wieder über neue Mitglieder.

Wie beschrieben, arbeite ich aktuell in Teilzeit in der Praxis ambulant und bin dort sehr glücklich. Ich kann dort Kurz- und Langzeittherapien durchführen, regelmäßig Gruppen betreuen bzw. mitbetreuen und lerne die sozialmedizinischen Bereiche kennen, die ich aus meiner geriatrischen Klinikzeit noch nicht kannte. Gleichzeitig kommt mir mein internistisches und geriatrisches Wissen sehr zugute, um Krankheiten einzuordnen und Behandlungsschwerpunkte zu planen, die beispielsweise bei geriatrischen Patient:innen durchaus andere sein können als bei jüngeren Patient:innen. Mit meinem Chef und einer weiteren Fachärztin entsteht ein reger Austausch, dazu kommt die regelmäßige Supervision und die Möglichkeit, bei Fragen jederzeit jemanden ansprechen zu können. So lerne ich täglich und praxisorientiert Neues dazu. Auch das Thema Abrechnung ist in der ambulanten Weiterbildung natürlich wichtig und funktioniert anders als in der Klinik.

In meiner Tätigkeit in der Uniklinik lerne ich die Konsiltätigkeit in der Psychoonkologie nun aus einer anderen Perspektive kennen. Auch hier gibt es neben der Möglichkeit, fast täglich neue Patient:innen kennenzulernen die Möglichkeit, stetig zu lernen und neues Wissen direkt in den Therapien umsetzen zu können. Mein somatisches Wissen -gerade bei psychosomatisch erkrankten Patient:innen- kommt mir sehr zugute, um Patient:innen fundiert mitbeurteilen, Therapieimpulse setzen und in den fachlichen Austausch mit den Kolleg:innen gehen zu können. Mir fällt es häufig leichter, als dies ohne meine internistisch-medizinische Vorerfahrung der Fall wäre, einschätzen zu können, ob eine aktuelle Symptomatik bei Patient:innen psychosozialen oder somatischen Ursprungs ist oder in welcher Form die bio-psycho-soziale Wechselwirkung stattfindet. Auch die Beurteilung der Kognition ist häufig für mich ein wichtiges Instrument in der Beurteilung der Patient:innen. Es finden sich häufig Situationen, in denen die Patient:innen ja wirklich „psycho-somatisch" oder „somato-psychisch" erkrankt sind. Also sowohl bsp. an den körperlichen Folgen der Chemotherapie mit Fatigue, Schmerzen, Übelkeit etc. leiden und realistische und nachvollziehbare Ängste, Traurigkeit etc. entwickeln aber auch psychische Erkrankungen wie Depression, Angststörung oder ähnliches eine Rolle spielen. Hier sind wir im Konsildienst differentialdiagnostisch gefragt. Ein Beispiel war ein junger Patient, der uns aufgrund von Ängsten ambulant über die Hochschulambulanz vorgestellt wurde und der an einer Aplastischen Anämie litt. Es war eine Stammzelltransplantation geplant. Wir konnten dann bereits vor dem geplanten stationären Aufenthalt eine ausgeprägte hypochondrische Störung herausarbeiten, den Patienten dann durch die Zeit der Transplantation hindurch begleiten und die Kolleg:innen auf der Station und die Familie mit einbinden. Andererseits werden wir häufig dann hinzugerufen, wenn Probleme mit der Krankheitsverarbeitung bestehen, und auch dort ergibt sich im Gespräch mit den Patient:innen ein mannigfaltiges Bild von situationsangemessener Belastung über Anpassungsstörungen, sämtlichen psychischen und psychosomatischen Beschwerdebildern bis hin zu schwersten psychischen Erkrankungen. Regelmäßig erstellen wir auch psychosomatische Transplantationsgutachten. Dazu kommen Anfragen bei Patient:innen in akuten Belastungssituationen nach schweren Traumatisierungen. Dazu braucht es jeweils die Offenheit, den Menschen als Ganzes zu betrachten und psycho-somatisch in seinem jeweiligen sozialen Kontext zu verstehen.

Zusätzlich zum Konsildienst bin ich im Institut in der Lehre eingesetzt, was wirklich spannend ist. Die eigene Begeisterung kann man weitergeben und das diagnostische und therapeutische Denken der Studierenden um den psycho-sozialen Teil erweitern. Das bringt oft neue Erkenntnisse.

In meiner universitären Tätigkeit bin ich Teil eines größeren Teams und auch hier sind Teambesprechungen mit Kurzfortbildung, Supervision, Fallsupervision und Gruppensupervision feste Bestandteile der Wochenroutine. Ebenfalls gibt es bei Fragen jederzeit die Möglichkeit, jemanden anzusprechen.

In beiden Stellen wird es mir darüber hinaus ermöglicht, mich in der Forschung zu engagieren und ich bekomme wirklich engmaschige Unterstützung und Hilfestellungen.

Ich erlebe meine Arbeit so als sehr vielfältig in meinen Aufgaben, aber auch in Hinblick auf die zu behandelnden Erkrankungen und Patient:innen und ich freue mich tatsächlich jeden Tag auf meine Arbeit und fühle mich in meiner Entscheidung bestätigt.

8.3 Der Weg zur Fachärztin von Ariane Wetzel

Warum erkrankt der oder die Patient:in an diesem Symptom? Und warum genau jetzt? Diese Fragestellung im Seminar des Fachgebiets „Psychosomatische Medizin" des Medizinstudiums an der Medizinischen Fakultät in Dresden brachte mich ins Nachdenken. Es erweiterte meine Perspektive beim ärztlichen Vorgehen, welche weiteren Faktoren neben den somatischen noch eine Rolle spielen können. Es weckte mein Interesse mehr zu verstehen, wie die Lebenssituation, Lebensgeschichte, Persönlichkeit und das subjektive Krankheitsmodell der Patient:innen zum Verständnis und zur Behandlung beitragen können. An meiner medizinischen Fakultät erlebte ich die Lehre im Fachgebiet der Psychosomatischen Medizin und Psychotherapie als sehr motivierend. Meine Promotion und damit verbundene thematische Auseinandersetzung in diesem Fachgebiet ermöglichte mir bereits im Studium ein noch tieferes Eintauchen.

Innerlich merkte ich noch eine Unentschlossenheit, da ich doch eigentlich mit dem Wunsch die Vorklinik beendet hatte, Unfallchirurgin zu werden. Ich habe dann in beiden Fachbereichen, der Unfallchirurgie und der Psychosomatischen Medizin, mehrere Famulaturen und PJ gemacht und beides faszinierte mich auf seine ganz eigene Weise. Vor Abschluss meines Studiums gab es dann eine große und aufregende Zäsur: Ich wurde zum ersten Mal Mutter. Dies brachte mich ins Nachdenken, über mich selbst, die Welt und die Menschen. Es veränderte meine berufliche Perspektive dahingehend, dass ich mir in meiner ärztlichen Tätigkeit eine tiefere Form von Arzt-Patienten-Beziehung wünschte. Ich habe mich ganz bewusst entschieden, mich zu Beginn meiner ärztlichen Tätigkeit intensiver mit verständlicher Medizinsprache auseinanderzusetzen, nachdem ich hierzu schon während des Studiums ehrenamtlich Erfahrungen gemacht hatte. Als Ärztin bei „Was hab' ich?", einem Internetportal, wo engagierte Medizinstudierende und Ärzte ehrenamtlich medizinische Informationen in für Patient:innen leicht verständliche Sprache übersetzen, hatte ich die Möglichkeit mit einem engagierten und zukunftsorientierten Team wichtige Lücken in der Patient:innenbehandlung zu schließen. Was, wenn Patient:innen gar nicht verstehen, was sie haben, was operiert wurde und warum sie z. B. Medikamente einnehmen oder ihren Lebensstil ändern sollen.

Im Verlauf der Arbeit mit Befund-Übersetzungen wuchs bei mir der Wunsch, mein Fachwissen vor allem in der Psychosomatischen Medizin und Psychotherapie zu vertiefen und sowohl ärztlich als auch psychotherapeutisch tätig zu sein. Ich hatte durch die Praktika und meine Promotion in der Psychosomatischen Medizin auch den Eindruck, eine Art Übersetzerin sein zu können, für die Sprache des Symptoms. Man bildet gemeinsam mit den Patient:innen eine Brücke zwischen dem Körper und der Seele, und zwar in beiden Richtungen. Bereits vor meiner ersten Klinikstelle und der Psychotherapieausbildung am Institut, war mir klar, dass ich meinen Schwerpunkt im tiefenpsychologischen Verfahren setzen wollte. Rückblickend kann ich sagen, dass die bereits begonnene Selbsterfahrung und Besuch von Theorie-Seminaren mir den Einstieg neben der ärztlichen, wie auch der psychotherapeutischen Tätigkeit erleichterte. Am Anfang der Psychotherapie-Ausbildung habe ich nicht nur den Nutzen gesehen, sondern auch kritisch abwägen müssen, die hohen Kosten selbst zu tragen. Im Verlauf habe ich in verschiedenen Kliniken gearbeitet, die die Ausbildung in unterschiedlicher Weise finanziell unterstützen.

Zunächst begann mein Berufsleben in der Psychosomatischen Rehabilitationsklinik in Pulsnitz. Rückblickend war dies ein gelungener Start: in Teilzeit, geregelte Arbeitszeiten, Mix aus Ärztin- und Psychotherapeutin. Darüber hinaus habe ich gleich zu Beginn meiner klinischen Arbeit erfahren dürfen, was eine multimodale Behandlung mit verschiedenen Professionen und Therapiemodulen bewirken kann, wie wichtig Prävention ist und wie bedeutend die sozialmedizinische Relevanz von Erkrankungen.

Meine Erfahrung war auch, dass man Durchhaltefähigkeit, Flexibilität und Leistungsbereitschaft mitbringen muss, so wie dies wohl für jeden Anfänger im ärztlichen Beruf gilt. So war mein Arbeitsalltag in Teilzeit oft ziemlich durchgetaktet. Körperliche Aufnahmen, medizinische Visiten und ärztliche Sprechstunden, wie ich sie als Arbeitsinhalt eines Allgemeinmediziners einordnen würde. Darüber hinaus hatte ich psychotherapeutische Einzelsitzungen, Gruppen mit tiefenpsychologischem Schwerpunkt, Psychoedukationsgruppen, wie z. B. zu Themen der Stressbewältigung, Herz-Kreislauf-Erkrankungen und Depression – und am Ende jeder Behandlung das Verfassen eines umfangreichen Berichts und die sozialmedizinische Beurteilung. Nach 1,5 Jahren in der Rehabilitation wurde ich erneut Mutter und setzte klinisch aus. Meine psychotherapeutische Ausbildung am Institut lief aber in dieser Zeit weiter. Nach meiner Elternzeit bin ich erstmal in die neurologische Rehabilitation gewechselt, aber durch SARS-CoV-2 wurden wir ein Akuthaus. Die Pandemie war eine herausfordernde Zeit als Mensch, Mutter und Ärztin. Es gab dadurch verschiedene zusätzliche arbeits-, pandemie- und persönlich bedingte Stressoren, die es zu bewältigen galt.

Nach meinem somatischen Jahr wechselte ich in das Städtische Klinikum in Görlitz mit kleinerer psychosomatischer Abteilung, die psychodynamisch-internistisch geführt wurde. In dieser Abteilung mit (teil-) stationären Behandlungsplätzen bestand meine Arbeit u. a. aus ärztlicher Aufnahme, Stationsarbeit sowie psychotherapeutischer Tätigkeit im Einzel- und Gruppensetting. Aufgrund des langen Anfahrtsweges, den ich anfänglich für diese Stelle in Kauf nahm, wechselte ich die Klinik und erhielt eine Stelle im Universitätsklinikum Carl Gustav Carus der TU Dresden unter der Leitung von Frau Prof. Dr. Weidner.

Die Uniklinik, in der ich im Fachgebiet der Psychosomatischen Medizin und Psychotherapie tätig bin, ist im Vergleich zu meiner vorherigen Stelle sehr groß. Die Abteilungen sind auf mehrere Häuser aufgeteilt. Wir haben verschiedene Schwerpunkte wie Traumatherapie, somatoforme Störungen, Angst-, Ess-, Zwangs- und Persönlichkeitsstörungen, Mutter-Kind-Therapie und darüber hinaus einen großen Ambulanz-Bereich mit unterschiedlichen Schwerpunkt-Sprechstunden und den Konsildienst. Die psychosomatisch-psychotherapeutische Behandlung findet ambulant und (teil-) stationär statt, mit verschiedenen Berufsgruppen wie der Pflege, dem ärztlichen Team, den Psycholog:innen, Musik-, Tanz- und Kunsttherapeut:innen sowie Sozialarbeiter:innen. Ich bin dankbar dafür, dass in der Klinik darauf geachtet wird, dass jede:r innerhalb der Klinik rotiert, um möglichst verschiedene Bereiche kennenzulernen. Hier wird die Weiterbildung auch finanziert und findet größtenteils in der Arbeitszeit statt. Über Assistenzarztsprecher:innen werden alle Fragen und Probleme sofort an die Klinikdirektorin weitergegeben, so dass wir uns als Ärzt:innen in Weiterbildung in unseren Bedarfen und Notwendigkeiten sehr ernst genommen fühlen.

In der Allgemeinen Tagesklinik übernahm ich u. a. ärztliche Aufgaben wie körperliche Untersuchung, Sichtung der Befunde, ärztliche Anordnungen und im Behandlungsverlauf medizinische Visiten. Darüber hinaus arbeitete ich psychotherapeutisch im Einzel- und Gruppensetting und leitete Gruppen u. a. zu Themen der Achtsamkeit, Psychoedukation zu Krankheitsbildern, Umgang mit Gefühlen und der Auseinandersetzung mit dem Selbstwert. Im jeweiligen Stationssetting lernte ich die Grundlagen auch anderer Psychotherapie-Verfahren kennen, wie die Verhaltenstherapie und Systemische Therapie. Meine Selbsterfahrung (in Einzel- und Gruppe) absolvierte ich in meinem Schwerpunktverfahren. Nach der Arbeit hatte ich auch noch Fortbildungen, aber plante mir diese zeitlich passend, über die Facharztweiterbildung hinweg. Dies umfasste u. a. die Theorie-Seminare, Balintgruppen, Ausbildung im Entspannungsverfahren und die Supervisionen meiner Fälle (ca. nach jeder vierten Stunde).

Folgendes Fallbeispiel aus meinem Klinikalltag der Psychosomatischen Tagesklinik möchte ich gern teilen:

Ich behandelte eine 40-jährige Patientin mit chronischer Schmerzstörung. Somatisch ist eine chronische Gastritis diagnostiziert worden, bereits seit der Jugend. Die Patientin erhielt Pantoprazol und nahm über 36 kg in den nächsten drei Jahren der Pantoprazol-Erstverordnung ab (BMI bei Aufnahme auf unsere Station 17,9). Was blieb, war der Schmerz und der damit verbundene Leidensdruck. Jedes halbe Jahr war sie in gastroenterologischer Behandlung mit wiederkehrender Diagnostik (Sonografie und Koloskopie). In Gesprächen mit ihr konnte ich mir ein umfassendes Bild zu den anhaltenden Schmerzen, ihrer Lebensgeschichte und Persönlichkeit machen. Ich explorierte Umstände, die das Symptom aufrechterhielten. Als wir die somatischen Befunde und das seelische Erleben im multiprofessionellen Team zusammentrugen, erkannten wir Zusammenhänge. Es wurden die Behandlungsdiagnosen einer zwanghaften Persönlichkeitsstörung und eine durch die chronische Schmerzstörung entstandene Essstörung, in dem Fall Orthorexie (Essstörung mit betont gesundem und teilweise restriktiven Essverhalten) gestellt. Nun hängt dies auch mit Emotionen zusammen: Es gibt keine Tablette oder die „eine" Technik in der Psychotherapie, um das aufzulösen. Der Patientin wurde in einer mehrwöchigen Behandlung vermittelt, wie die Beschwerden und die Gewichtsabnahme mit der eigenen Lebensgeschichte, Persönlichkeit, Gesundheitsverhalten, Emotionen und dem Körper zusammenhängen. Dafür braucht es Wissen zu psychosomatischen Zusammenhängen der somatischen Krankheitsbilder sowie psychotherapeutische Techniken. Weiterhin wurde mit der Patientin ein Umgang mit den Schmerzen erarbeitet.

Nach dem Wechsel in die Ambulanz- und Konsildienst-Tätigkeit hatte sich mein Schwerpunkt der ärztlich-psychotherapeutischen Tätigkeit verändert. Das Erfassen der Ebenen des bio-psycho-sozialen Modells gehörte u. a. mit zu meinen täglichen Aufgaben. Ich durfte mir ein umfassendes Bild zu den Beschwerden, Somatik, Lebenssituation und Persönlichkeit machen und danach das weitere Vorgehen gemeinsam mit den Patient:innen besprechen. Wenn wir ein erstes Krankheitsmodell entwickeln konnten, dann ermöglicht es Patient:innen u. a.

weitere Eingriffe und Untersuchungen erstmal hintenanzustellen und sich einer möglicherweise ihnen noch eher unbekannten psychosozialen sowie emotionalen Ebene zu öffnen. Manchmal mussten wir die somatische Diagnostik bei Unklarheiten auch komplettieren, um die Beschwerden hinreichend in ein bio-psychosoziales Krankheitsmodell einordnen zu können.

In meine Sprechstunden kamen Patient:innen mit verschiedenen Beschwerden: somatoforme und depressive Störungen, Angst- und Essstörungen, Persönlichkeitsstörungen und Anpassungsprobleme nach psychischer oder physischer Belastung. Darüber hinaus begegnete ich Menschen mit chronischen Erkrankungen wie Narkolepsie, Multiple Sklerose, Diabetes, Krebs-Erkrankungen, aber auch Sexualstörungen und Lebenskrisen. Es geht darum, die Beschwerden psychosomatisch einzuordnen und einen Weg der Weiterbehandlung zu bahnen. Auch mit supportiven-psychotherapeutischen Interventionen kann ich schwierige Phasen überbrücken.

Im Konsildienst fand meine Arbeit auf somatischen Stationen statt. Sehr oft wusste ich nicht genau, was mich auf der jeweiligen Station erwartete. Mal war ich ärztlich-diagnostisch tätig, dann eher psychotherapeutisch. Ich arbeitete auf Normal-, Intensivstation und in der Notaufnahme. Ich war für die Patient:innen, ebenso wie für Fragestellungen des Behandler-Teams Ansprechpartnerin. Die Störungsbilder hingen häufig von dem Bereich ab, in dem ich eingesetzt wurde. Ich begleitete z. B. Frauen vor und nach Abort sowie während stationärer Behandlung bei Risikoschwangerschaft. In den psychosomatisch-psychotherapeutischen Gesprächen mit den belasteten Patientinnen begegnete mir wiederkehrend die Auseinandersetzung mit Ärger und Schuldgefühlen sowie Trauerbewältigung. In anderen somatischen Bereichen wurde ich konsiliarisch dazu gerufen u. a. bei vorbekannten seelischen Erkrankungen, langen Krankenhausaufenthalten oder erschwerten Verläufen sowie nach Unfällen, die den Menschen vor z. B. psychosoziale Schwierigkeiten gestellt hatten. Ich verstand mich in verschiedenen Kontakten mit Patient:innen als ärztliches Gegenüber und bot eine besondere Form von *Beziehungsmedizin* an, indem ich psychosomatisch-psychotherapeutisch arbeitete. Ich ordnete dabei z. B. somatische Beschwerden gemeinsam mit den Patient:innen in die aktuelle Situation ein und gab z. B. Sorgen und Gefühlen Raum zur ersten Anregung der Introspektions- und Verbalisationsfähigkeit. Weiterhin legte ich dann den Gesprächsfokus z. B. darauf, einen Umgang mit negativen Gefühlen zu finden und setzte Impulse zur Ressourcenaktivierung. In den Kontakten blickte ich demzufolge ärztlich, psychotherapeutisch und diagnostisch auf die Patient:innen. Im Anschluss an die Ambulanz bin ich auf die Traumastation unserer Klinik rotiert und arbeitete dort ärztlich und führte Traumatherapie durch. Um für mich persönlich sicher

Traumatherapie anzuwenden, habe ich noch ergänzende Fortbildungen besucht. Vor meiner Facharztprüfung wollte ich eigentlich noch eine ambulante Praxis mit dem Schwerpunkt Psychosomatische Medizin kennenlernen. Leider fehlte das in meiner Facharztweiterbildung, da ich in meiner Heimatstadt keine freie Stelle gefunden habe.

Als Ärztin hatte ich in allen Kliniken die Aufgabe, den Bereitschaftsdienst abzudecken. Dieser wurde in den einzelnen Kliniken unterschiedlich gehandhabt und gerade der Rufbereitschaftsdienst ist familienfreundlich. Ich kann sagen, dass ich in der Psychosomatischen Medizin und Psychotherapie ein ziemlich breites Bild von Akutfällen hatte: vom Schlaganfall über Herzinfarkt, von Psychosen hin zu allergischer Reaktion und unstillbarem Erbrechen. Ich führte nachts, wenn es notwendig wurde, ärztlich-psychotherapeutische Krisengespräche durch, versorgte oberflächliche Selbstverletzungen und war vor Ort, wenn es erforderlich wurde. Der Rufbereitschaftsdienst wurde bei mir zusätzlich zur vertraglich festgelegten Arbeitszeit durchgeführt. Manchmal war es sportlich, klinische Arbeit, Psychotherapie-Ausbildung, Familie, Forschung und das eigene Sein unter einen Hut zu bekommen. Aber ich habe eine Menge an innerlichem Handwerkszeug, mich dieser Herausforderung zu stellen. Das habe ich z. B. auch in der Selbsterfahrung gelernt, die mich weiterentwickeln ließ, als Ärztin, Therapeutin und Mensch. Ich bin jeden Tag gern Psychosomatikerin, denn ich möchte als Ärztin und Psychotherapeutin den Menschen behandeln. Dafür, dass dieser wichtige, den Menschen sehende Fachbereich einen Zuwachs an Aufmerksamkeit erlangt, bin ich dankbar.

Unsere Arbeit in der Perspektive Psychosomatik

9

Abschließend möchten wir Euch aus unserem Blickwinkel schildern, wie wir die fachpolitische Arbeit im Bereich der Psychosomatischen Medizin erleben. Dabei wollen wir unsere Ziele und Vorstellungen darlegen und Euch insbesondere für die Arbeit im Rahmen der Fachgesellschaft der DGPM begeistern.

9.1 Meine Motivation für die Perspektive Psychosomatik: Ein kurzer Einblick von Caroline Rometsch

Während meiner Zeit in Florenz fehlte mir der Kontakt zu Kolleg:innen in Weiterbildung in der Psychosomatischen Medizin und Psychotherapie, daher entschied ich mich, bei dem Drei-Königstreffen der Perspektive Psychosomatik teilzunehmen. Ich war begeistert von dem Engagement und den Möglichkeiten, sich fachpolitisch zu verwirklichen. In den folgenden Wochen baute ich die ersten Verbindungen auf und folgte dann dem Aufruf des bestehenden Sprecherinnen-Teams, mich für eine Wahl aufstellen zu lassen. Besonders mein Forschungsanliegen und Bereitschaft, für Fragen in diesem Bereich ansprechbar zu sein, bestärkte mich, die Sprecherinfunktion zu übernehmen. Ich möchte durch die Arbeit eine Vorbildfunktion für Weiterbildungsassistent:innen übernehmen und sie an meiner Begeisterung für das Fachgebiet und die Forschung teilhaben lassen. Meine erste Aufgabe war es, bei der Kongressplanung die Interessen der Perspektive Psychosomatik und damit der Weiterbildungsteilnehmer:innen zu vertreten. Es bereitete mir große Freude, Einblicke in die Kongressplanung zu erhalten und die Mitarbeiter:innen unterschiedlicher Abteilungen der den Kongress planenden Kliniken kennenzulernen. Um auf die Möglichkeit der Teilnahme an den Kongressen mittels der Stipendien aufmerksam zu machen, entschied ich mich dazu, einen LinkedIn-Account („Perspektive Psychosomatik", linkedin.com/company/perspektive-psychosomatik, zusammengeführt mit dem Account der DGPM, linkedin.com/company/deutsche-gesellschaft-für-psychosomatische-medizin-und-ärztliche-psychotherapie-dgpm-e-v) zu eröffnen, den ich nun über 4 Jahre mit unterschiedlichen Beiträgen bestücke. Dieses freie und kreative Beschreiben der Arbeit in der Psychosomatischen Medizin und Psychotherapie und der Perspektive Psychosomatik ist für mich besonders bereichernd. Ebenso ist die Arbeit an diesem Buch für mich eine wichtige Gelegenheit, um an der Psychosomatischen Medizin und Psychotherapie interessierte Ärzt:innen zu erreichen.

9.2 Meine Motivation für die Perspektive Psychosomatik: Ein kurzer Einblick von Julia Bongard

Ich wurde initial angesprochen, ob ich nicht ein Sprecher:innenamt mit übernehmen möchte. Mich hat die Lust darauf inspiriert, Berufspolitik zu erleben und kennen zu lernen und mitzugestalten. Ich erlebe den Kontakt und die Zusammenarbeit mit dem Vorstand der DGPM als gut und sehr wertschätzend. Im Sprecher:innenamt habe ich vielfältige Aufgaben; ich betreue die Mitgliederlisten und stehe insbesondere für Weiterbildungsfragen zur Verfügung. Auf den jährlichen Kongressen stehe ich auch gerne für Fragen von Studierenden und Weiterbildungsassistent:innen zur Verfügung.

9.3 Meine Motivation für die Perspektive Psychosomatik: Ein kurzer Einblick von Ariane Wetzel

Berufspolitische Arbeit war mir von Anfang an in meiner Facharztweiterbildung sehr wichtig. Die Vernetzung innerhalb der Perspektive Psychosomatik hat mich gestärkt in der Planung und Umsetzung meiner Facharztweiterbildung. Der Austausch mit anderen Ärzt:innen in Weiterbildung, aber auch Student:innen eröffnete mir verschiedene Perspektiven wie der Weg zur Facharztbezeichnung aussehen kann und welche Beweggründe zur Entscheidung für das Fachgebiet eine Rolle spielten. Außerdem möchte ich Dinge weiterentwickeln, wo Bedarf besteht und bin dankbar, innerhalb der DGPM gehört zu werden sowie aktiv mitgestalten zu können. Deshalb entschied ich mich auch für die Übernahme eines Sprecheramts der Perspektive Psychosomatik und habe dies 3 Jahre sehr gern gemacht. Auch im Landesverband der DGPM meines Bundeslandes konnte ich mich aktiv einbringen und war dabei auf Augenhöhe mit meinen (früheren) Vorgesetzten.

Als ich anfing, hießen wir noch „Junges Forum", was aber nicht hinreichend versprachlichte, wofür wir eigentlich stehen. Uns verband u. a. die Auseinandersetzung mit Perspektiven in der Psychosomatischen Medizin. Auch wenn man im klinischen Alltag eingespannt ist, müssen wir uns für unsere Belange und für Verbesserungen für Patient:innen und Personal sichtbar einsetzen.

Fazit 10

Dieses kurze Buch haben wir aus der Motivation heraus verfasst, unsere Begeisterung für das Fach der Psychosomatischen Medizin und Psychotherapie niederzuschreiben und weiterzugeben an Alle, die in diesem ärztlichen Bereich tätig sein wollen oder es bereits sind.

Uns war es ein besonderes Anliegen, unsere eigenen Wege aufzuzeigen und dabei darzustellen, wie viele Möglichkeiten es gibt, in der Psychosomatischen Medizin und Psychotherapie seinen eigenen Weg zu gehen und wie unterschiedlich wir auch als Menschen sind.

Uns war es wichtig, darüber zu berichten, wie wir als Sprecherinnen der Perspektive Psychosomatik wirken und was wir in unserer Arbeit bewirken können. Für uns stellt diese Arbeit in der Fachgesellschaft der DGPM einen wichtigeren Teil unserer alltäglichen Arbeit und unseres beruflichen Wirkens dar.

Wir möchten euch als interessierte Ärzt:innen oder Studierende dazu ermutigen, euch für die Weiterbildung in dem Fachgebiet der Psychosomatischen Medizin und Psychotherapie zu entscheiden, egal in welchem Alter oder Ausbildungsstand ihr euch befindet.

Was Sie/ihr aus diesem *essential* mitnehmen können

- Das Fachgebiet der Psychosomatischen Medizin und Psychotherapie beschäftigt sich mit der Wechselwirkung von körperlichen Erkrankungen auf psychische Belastungen und umgekehrt
- Beziehungsmedizin ist ein zentraler Bestandteil der Psychosomatischen Medizin und Psychotherapie
- Der Weg zur Facharztanerkennung ist vielfältig und lässt sich an persönliche Lebensumstände anpassen
- Berufspolitisches Engagement bietet die Möglichkeit, das Fach aktiv mitzugestalten

Literatur

Bundesärztekammer (2023). Ärztestatistik 2022. Abgerufen am 15. Juni 2025 von https://www.bundesaerztekammer.de/fileadmin/user_upload/BAEK/Ueber_uns/Statistik/AErztestatistik_2022_09062023.pdf.

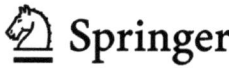 Springer springer.com

Psychotherapie: Praxis

Peter Henningsen

Allgemeine Psychosomatische Medizin

Krankheiten des verkörperten Selbst im 21. Jahrhundert

MOREMEDIA 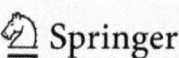 Springer

Jetzt bestellen:
link.springer.com/978-3-662-63323-6

GPSR Compliance

The European Union's (EU) General Product Safety Regulation (GPSR) is a set of rules that requires consumer products to be safe and our obligations to ensure this.

If you have any concerns about our products, you can contact us on

ProductSafety@springernature.com

In case Publisher is established outside the EU, the EU authorized representative is:

Springer Nature Customer Service Center GmbH
Europaplatz 3
69115 Heidelberg, Germany

www.ingramcontent.com/pod-product-compliance
Ingram Content Group UK Ltd.
Pitfield, Milton Keynes, MK11 3LW, UK
UKHW022235230426
12048UKWH00018BA/1280